避孕知识130问

主　编

邢淑敏　马丽媛

编　著

邢淑敏　马丽媛
吕佩瑾　郭肇姮

金盾出版社

内 容 提 要

　　本书以简明的问答形式,介绍了避孕的一般知识,男性避孕方法,女性避孕方法及女性外用避孕方法。内容科学,通俗实用,可供一般家庭及基层医护人员阅读参考。

图书在版编目(CIP)数据

　避孕知识 130 问/邢淑敏,马丽媛主编;吕佩瑾等编著.—北京:金盾出版社,1995.12
　ISBN 978-7-5082-0101-6

　Ⅰ.避… Ⅱ.①邢…②马…③吕… Ⅲ.避孕-基本知识-问答 Ⅳ.R169.41-44

金盾出版社出版、总发行

北京太平路 5 号(地铁万寿路站往南)
邮政编码:100036　电话:68214039　83219215
传真:68276683　网址:www.jdcbs.cn
北京金盾印刷厂印刷
装订:第七装订厂
各地新华书店经销

开本:787×1092 1/32　印张:5　字数:109 千字
2009 年 6 月第 1 版第 10 次印刷
印数:142001—162000 册　定价:8.50 元

(凡购买金盾出版社的图书,如有缺页、
倒页、脱页者,本社发行部负责调换)

目　　录

一、一般知识

二、男性避孕方法

三、女性避孕方法

四、女性外用避孕方法

一、一般知识

1. 女性生殖器官的构造是什么样的？

女性生殖器官分为外生殖器及内生殖器两部分。外生殖器是在外阴部可见到的部分，包括阴阜、大小阴唇、阴蒂、前庭大腺、处女膜、尿道口及会阴部等，上达耻骨联合，下至会阴，两侧以两大腿内侧为界。内生殖器位于骨盆腔内，包括阴道、子宫、输卵管及卵巢，后二者常被称为子宫附件。

女性外生殖器（图1）

（1）阴阜：为耻骨联合（位于骨盆的前方，由左右耻骨联合面构成，其间以韧带相连）前方隆起的脂肪垫。青春期后其表面皮肤长有阴毛，并呈倒三角形的女性分布。

（2）大阴唇：为两大腿内侧一对纵长隆起的皮肤皱襞，起自阴阜，止于会阴，呈褐色。其内含有丰富的血管、神经，在局部受伤时，极易形成血肿。

（3）小阴唇：为大阴唇内侧一对粉红色的粘膜皱襞，富于神经末梢，极为敏感。

（4）阴蒂：位于外阴部的最前方，两侧小阴唇的顶端，分为阴蒂头、阴蒂体及阴蒂脚。阴蒂头富于神经末梢，极为敏感，具有勃起性，是女性的动情器官。

（5）阴道前庭：两侧小阴唇之间的菱形区叫阴道前庭，其内前方有尿道，后方有阴道开口。

（6）前庭大腺：又称巴氏腺，位于大阴唇后部，左右各

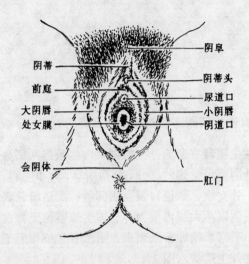

图中标注：
阴阜
阴蒂 —— 阴蒂头
前庭 —— 尿道口
大阴唇 —— 小阴唇
处女膜 —— 阴道口
会阴体
肛门

图 1　女性外生殖器

一，性兴奋时可分泌黄白色的粘液，起滑润作用。正常情况下不能触及此腺，当感染时腺管口闭塞，则形成巴氏腺囊肿或脓肿，可看到或触及。

　　（7）处女膜：为阴道口所覆盖的一层环状粘膜，中间有一孔，月经由此流出。处女膜的形状、厚薄、弹性及孔的大小均因人而异。一般在新婚第一次性交时处女膜破裂，可有少量出血及疼痛；未婚女子亦可因剧烈运动或外伤等原因而使之破裂。若处女膜孔较大且弹性好，则性交后可完整无损。

　　（8）会阴：为阴道与肛门之间的软组织，是构成盆底组织的一部分。妊娠后此组织变软，伸展性大，有利于胎儿分娩。

　　女性内生殖器（图 2）

　　（1）阴道：是一个管状器官，长约 10 厘米，位于小骨盆

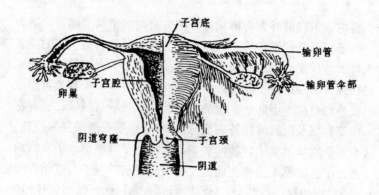

图2　女性内生殖器

下方中央。其上端与子宫颈下部相连，形成环状较宽大的阴道穹窿，并分为前部、后部和侧部。阴道穹窿后部与子宫直肠凹陷相连处为腹腔最低点，如经此穿刺，对某些疾病如宫外孕可进行诊断；亦可经此行阴道或输卵管结扎等手术。阴道壁由粘膜、肌层及浆膜三层组成。阴道前壁与膀胱、尿道相邻，后壁贴于直肠。阴道粘膜的上皮细胞因卵巢女性激素的作用而发生周期性的变化，可根据其脱落细胞的种类及比例来了解妇女体内雌激素及孕激素的水平，以诊断某些内分泌疾病。此外，阴道粘膜的上皮细胞内含有糖原，在阴道杆菌的作用下，糖原被分解成乳酸，使阴道内保持酸性环境，可防止致病菌在其中繁殖。阴道是月经和白带（阴道分泌物）排出的通路，又是性交器官，也是分娩时胎儿通过的产道。

　　（2）子宫：是由平滑肌组织构成的空腔脏器，在成人其大小约为7厘米×5厘米×3厘米，容量约为5～8毫升，形状似一个倒置的鸭梨。它位于骨盆腔的中央，前方为膀胱，后方为直肠，可分为子宫体及子宫颈部。子宫体底部两侧与输卵管相通，并经此与腹腔相通，下方通过子宫颈而开口于阴道内。子宫前外方有圆韧带，侧方有阔韧带及主韧带，后方有子宫骶骨韧带，将子宫固定于前倾前屈位。但子宫的位置可因体位变动，膀胱及直肠的充盈，固定子宫韧带的紧张或松弛等因素而发生改变。少数妇女的子宫体与子宫颈可形成较小的角度。因此，在探测子宫腔，扩张子宫颈管，放置宫内节育器及刮宫时应特别注意，术前一定要查清子宫的位置。

子宫体连接子宫颈的狭细部分叫做子宫峡部。子宫的前方近子宫峡部，腹膜在此处反折覆盖膀胱，与子宫壁结合疏松，形成膀胱子宫凹陷，剖宫取胎时常需将此处腹膜剪开，推下膀胱，以暴露子宫下段而进行手术。

子宫腔为一上宽下窄的三角形，全长约为 7 厘米。其在子宫体与子宫颈之间最狭窄的部分称子宫峡部。在妊娠末期及分娩时，子宫峡部变宽变长，形成子宫下段。

子宫壁分为 3 层，粘膜层即子宫内膜，肌层和浆膜层即腹膜层。子宫内膜为软而光滑的粉红色粘膜组织，青春期后在卵巢女性激素的作用下，其表面的功能层可发生周期性变化，未孕时定期脱落而形成月经；怀孕后则形成蜕膜以利胚胎的种植和生长发育。

子宫肌层为子宫壁最厚的一层，由平滑肌及弹性纤维组成。未孕时子宫肌层收缩，可使内膜呈螺旋状，压迫血管而使经血停止，分娩时由于其规律性收缩，使子宫口开大而娩出胎儿。

子宫颈是子宫下部较窄的部分，呈圆锥状伸入阴道。其下端中央有一小口叫子宫颈外口，未产妇女近似圆形，已产妇女的外口则变为大小不一的横裂，并将其分为前唇和后唇。子宫颈的粘膜有许多腺体，能分泌粘液，呈碱性，可形成粘液栓将子宫颈管与外界隔开。子宫颈阴道部是复层鳞状上皮。

在子宫颈外口的柱状上皮与阴道鳞状上皮交界处是子宫颈癌的好发部位。

（3）输卵管：是一对细长而弯曲的管子，长约8～14厘米。其内侧端开口于子宫角，与子宫腔相通；外侧端开口于腹腔，从内口到外口共分4个部分：①间质部，为输卵管位于子宫肌壁内的部分，长约1厘米。②峡部，为子宫壁向外伸展的部分，长约2～4厘米。以上两部分的管腔均狭窄。③壶腹部，系峡部向外延伸膨大的部分，长约5～8厘米，管壁薄，内径近端为1～2毫米，远端膨大可达1厘米以上。④伞部（伞端），为输卵管的最末端，因呈伞状而得名，开口于腹腔，长约1～1.5厘米。伞部周缘有许多放射状不规则突起，具有"拾卵"的作用。

输卵管壁由粘膜层、肌层和浆膜层组成。粘膜层上皮有纤毛细胞，其纤毛可以摆动；无纤毛细胞则有分泌作用。肌层平滑肌收缩可使输卵管由远端向近端蠕动，在纤毛细胞纤毛摆动下，使卵子和受精卵向子宫腔内运行。

输卵管吸取卵巢排出的卵子。精子和卵子在输卵管内结合受精成为受精卵，并经此管道被运送至宫腔。

（4）卵巢：是女性的性腺，呈扁椭圆形，位于子宫后下方，左右各一。成人卵巢的大小约为4厘米×3厘米×1厘米，呈灰白色，表面凹凸不平。卵巢的外端靠近输卵管的伞端，并与漏斗骨盆韧带相连（内有卵巢的血管及神经），内端以子宫卵巢韧带与子宫角相连，后缘游离，前缘由卵巢系膜与子宫阔韧带相连。来自漏斗骨盆韧带的卵巢动、静脉经过卵巢系膜进入卵巢门，再进入卵巢实质内。

卵巢组织分为皮质和髓质两部分。皮质在外层，其内有数以万计的始基卵泡及发育阶段不同的卵泡，在卵泡之间是致密的结缔组织。髓质在卵巢的中心部，含有疏松的结缔组织，丰富的血管、淋巴和神经，无卵泡。卵巢的全部结缔组织统称为卵巢间质。

在垂体促性腺激素的作用下，卵巢内的卵泡生长发育成熟而产生卵子；并分泌雌、孕激素，使女性生殖器官成熟发育，维持第二性征及生殖功能。

2. 男性生殖器官的构造是什么样的？

男性生殖器官也分为外生殖器及内生殖器两部分。外生殖器有阴囊和阴茎；内生殖器有睾丸、附睾、输精管及副性腺（附属腺体，如精囊腺、前列腺等）（图3）。

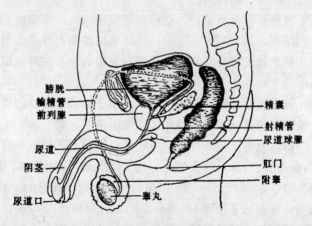

图 3　男性生殖器侧面观

男性外生殖器

（1）阴囊：为外阴部容纳睾丸的皮肤囊袋，色素沉着明显，薄而柔软，中间有一隔将其分为左右二室，每个室内有睾丸、附睾及精索（内含输精管，睾丸动、静脉及淋巴）。阴囊皮肤下面有一层很薄的肌肉，可以控制阴囊壁的舒张和收缩，与其丰富的汗腺一起调节阴囊的温度，使其略低于体温，以利于精子的产生及保存。

（2）阴茎：为一圆柱状器官，平时柔软，垂于阴囊前面。它由3个能勃起的长柱状海绵体，外包筋膜和皮肤构成。位于阴茎背侧的称为阴茎海绵体，左右各一并列；腹侧一个有尿道通过的称为尿道海绵。通常将阴茎分为根、体及头3个部分。阴茎头为尿道海绵体末端膨大部分，又叫龟头，顶端有尿道开口，其覆盖的皮肤可以翻上去，叫做包皮。成人阴茎的长度一般平均为7～10厘米，性兴奋阴茎勃起时其长度可增加1倍。阴茎为男子的性交器官，并有排尿和射精的作用。

男性内生殖器

（1）睾丸：为男性生殖腺，位于阴囊内，左右各一。睾丸内有许多弯曲的曲精细管。曲精细管的内壁含有不同发育阶段的雄性生殖细胞，其中成熟的生殖细胞叫精子。正常的精子形状似蝌蚪，靠尾部的摆动而运动。在曲精细管之间的组织内有群集的间质细胞，可以产生男性激素（睾丸酮），它能促进男性发育和维持男性的第二性征和生殖能力。

（2）附睾：为位于睾丸后上方一对长条状结构，由睾丸输出小管盘旋的附睾管组成。一端与睾丸的输出小管相连接，另一端与输精管相连接。附睾是精子由睾丸到输精管的通路，亦即睾丸将精子排出体外的第1条必经之路。它又是贮存精子的"仓库"。睾丸不断产生精子，但并非经常排精，因此，不少精子贮存在附睾这一"仓库"里待命，且在此继续生长、发育成熟。

（3）输精管：为附睾管的延续。它先沿睾丸内侧上升，向上至阴囊根部，然后经腹股沟管进入腹腔，在膀胱内下方与精囊腺的排泄管汇合形成射精管，穿过前列腺进入尿道。

因为阴囊皮肤很薄，所以在阴囊上部，精索后内侧的一段输精管较易摸到，是行输精管结扎的部位。输精管是输送精子的管道。

（4）精囊腺：左右各一，为椭圆形囊状腺体，位于膀胱底部，输精管的外侧。它可分泌含有蛋白质样的胶性液体，是精液的组成部分，有营养精子和促进精子活动的作用。

（5）前列腺：其大小及形状如同一个底朝上的栗子，位于尿道起始部。尿道从腺体内穿过，腺体内有许多细小的排泄管与之相通。前列腺液为微白色均匀稀薄的液体，呈碱性，可缓和阴道内的酸性分泌物，以利精子的生存与运动；腺液中含有大量透明质酸酶，使精子容易穿过子宫颈粘液栓及卵子的胶状膜，有利于受孕。

总之，睾丸产生精子，精子在附睾内发育成熟。性兴奋时，精子与精囊腺、前列腺及尿道球腺等所分泌的精浆集中到射精管里，并由于后者的强烈收缩使之排入尿道，再借助于阴茎勃起而将其射到体外。

3. 月经是怎样形成的？如何计算月经周期？

月经是由于卵巢激素周期性变化引起子宫内膜周期性的脱落而导致的阴道出血。

青春期后卵巢在下丘脑-垂体所分泌的促性腺激素的刺激下逐渐发育。在垂体促卵泡激素的作用下卵泡逐渐生长，发育成熟，并分泌大量的雌激素，在雌激素的作用下子宫内膜增生变厚，呈增殖期变化。在黄体生成激素的作用下，成熟的卵泡破裂排出卵子，排卵后卵泡形成黄体，黄体细胞分泌孕激素，在雌、孕激素的共同作用下，子宫内膜进一步增殖，并由于其腺体上皮细胞分泌而呈现分泌期变化。若卵子未受精，黄体即开始萎缩，一般黄体的寿命平均为14天。黄体萎缩后，卵巢雌、孕激素水平迅速下降，使子宫内膜失去支持而萎缩，且由于缺血坏死而脱落，于是出现阴道出血，即通常所说的月经来潮。

月经第1次来潮称为月经初潮。初潮的年龄大多在13～15岁之间，其迟早受各种内外因素的影响，如气候、个人体质、营养状况等。出血的第1天为月经周期的开始，两次月经第1天的间隔时间称为月经周期，因此月经周期的计算应包括月经来潮的时间。有些妇女只计算月经干净的时间，这样就可能认为月经周期缩短了，临床上有的妇女常自诉月经不正常，一个月月经来潮两次。其实仔细算来，月初及月末各来潮1次也是正常的。正常月经周期为28～35天，周期长短可因人而异，提前或错后7～10天可视为正常范围，只要能保持一定的规律性就不能认为是月经不调。

末次月经是指距就诊日最近的一次月经，应从出血第1天计算。但需注意，末次月经系指此次月经与通常一样的行经持续时间及量，不要将阴道不正常出血误认为是月经。此种出血一般量较月经少，时间或短或延长，或失去平时月经来潮的规律。

月经来潮的持续时间一般为3～7天，出血量在100毫升之内，以第2～3天为最多。月经血一般呈暗红色，不凝固，除血液外，还含有子宫内膜碎片、宫颈粘液及阴道上皮细胞。一般妇女月经期无症状，少数人可有下腹或腰骶部下坠感、乳房胀痛、便秘或腹泻、头痛等不适，一般不影响日常的工作、学习及生活。

4. 排卵的时间自己能知道吗？怎样才能知道？

月经周期正常的妇女，一般每月排卵 1 次，且排卵时间亦有规律。但在某些情况下，如月经周期不准、产后哺乳等，则排卵时间难以固定。预测排卵期可以帮助自己判断排卵的时间及规律，以掌握受孕的时间或避开排卵期而达到避孕的目的。

如何预测自己的排卵期呢？

首先，对月经规律的妇女来说，可以根据月经周期进行推算，一般排卵期大多在下次月经的前 14 天左右。如该妇女月经周期为 28 天，她的排卵期就应在月经周期的第 14 天左右；如该妇女的月经周期为 40 天，则她的排卵期就应在月经周期的第 26 天左右（即下次月经前 14 天左右）。根据精卵的存活时间，一般在排卵期前后共 1 周左右时间内易受孕，故认为此时系受孕的危险期。

第二，测定基础体温可准确地掌握自己的排卵期。基础体温测定是指经过 6～8 小时睡眠后，醒来未进行任何活动（如说话、进食或起床等）所测得的口腔体温。按日期将所测得的体温记录相连成曲线，称为基础体温曲线。因为排卵后卵巢所分泌的孕激素可刺激体温中枢使体温升高，所以在有排卵者其月经周期前半期的基础体温偏低，而后半期即排卵后的基础体温则升高，一般两者温差可达 0.5℃左右，这样在基础体温曲线上呈上下波动的双相变化（图 4）。若无排卵，则其基础体温曲线平坦无变化而呈单相型。排卵期一般在曲线上体温下降继之又上升的日子内。在某些妇女，或在某些月经周期中，体温可无明显下降或不下降，但只要体温开始上升，即可认为系排卵了。在排卵期体温变化不太明显的妇女可多测几个月经周期，这样就可以掌握自己排卵的规律。此外，如有感冒发热，或应用孕激素等因素，应在测定基础体温时予以排除。

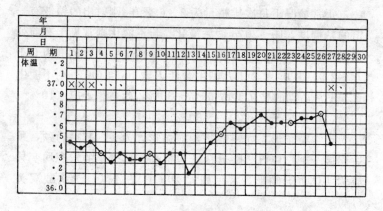

图4 正常基础体温曲线

·表示体温 ⊙表示性生活时间 ×表示经期 量多时"×"，量少时"、"

第三，观察阴道分泌物的变化，亦可协助推测排卵期。阴道脱落上皮细胞及宫颈腺体所分泌的粘液，即白带，受卵巢雌、孕激素的影响，可发生周期性的变化。月经刚净时，白带量少；近排卵期时白带明显增多，稀薄透明如鸡蛋清样，粘性大，可拉成丝状而不断，如在显微镜下检查，可见到典型的羊齿状结晶；排卵后，白带变得混浊，量少，在显微镜下则可见到顺长轴排列的椭圆体。

5. 什么是正常精液？采取精液时应注意什么？

正常精液为灰白色，稍粘稠，呈弱碱性，主要由精子和精浆组成。精浆是由精囊腺、前列腺、尿道球腺等所分泌的液体混合而成。精浆占精液体积的 95％以上，含多种成分，如氨基酸、无机盐类、酶类及性激素等。精浆可将精子由男性生殖道输送到女性生殖道，并与女性生殖道的酸性环境相缓冲，而有利于精子的存活、运动和受精。

正常情况下每次排精量为 2～6 毫升。刚射出的精液有一定的粘稠度，15～20 分钟后液化。若不液化则常见于有前列腺或精囊腺疾病的患者。正常精液其精子的计数范围为 2 千万～2 亿/毫升，＜2 千万则生育能力低下，＜400 万则不能生育。正常活动的精子约占 60％～80％，死亡精子应＜10％～15％，畸形精子应＜20％～30％。

正常精子形态如蝌蚪状，前端膨大为头，其后为颈，颈后连接一个长尾巴。畸形精子包括头、体、尾的形态均变异或为头体混合畸形，常见如大头（尾）、小头、无头或双头（尾）等。

精子进入女性生殖道后，90％的精子在阴道中约 2 小时内死亡，一般存活时间不超过 8 小时。性交 15 分钟后精子即进入子宫腔、输卵管。精子在输卵管内可存活 1～3 天，因此，性交后精子在女性生殖道内的生育力可维持 1～2 天。

精液检查是鉴定男子生育的一项重要方法。为了增加其准确性，除精液检查时应仔细外，还应注意采集精液的时间和方法。采集精液时应注意以下几点：①在采集精液前 3～7天内应避免性生活，包括无遗精及手淫。②用手淫法 1 次收集全部精液并放入清洁干燥的玻璃瓶或避孕套内，若天气寒冷时应放在贴身衣袋内保暖，在 1 小时内送至医院检查；若能在医院里采取则更好。③要注意不能仅凭 1 次检查结果作出判断，若精液不正常时一般应重复 2～3 次后方可作出最后判断。

在检查精液的同时，还应对受检者进行生殖器的大体检查，以综合判断其性功能状况。

6. 怀孕的基本原理是什么？

怀孕是胎儿在母体子宫内生长发育的过程。卵子受精是怀孕的开始，胎儿及胎盘等附属物的排出是整个孕期的结束。怀孕是一个复杂的生理过程，只有掌握这一生理过程的知识才能处理好怀孕及分娩，并且寻找理想的控制人类生育的方法和途径。

怀孕是怎样一个过程呢？

在男子的精子射入女子的阴道后，因为宫颈管粘液呈碱性，有利于精子活动，所以精子很快即游向宫颈管。排卵后，由于卵巢雌激素的作用，宫颈口松弛，宫颈粘液稀薄，使精子易于穿透而进入宫腔。精子释放蛋白溶解酶溶解宫颈粘液；由性交引起的子宫收缩及输卵管蠕动加速了精子的运行；输卵管肌层的蠕动，粘膜纤毛的摆动及粘液细胞分泌的输卵管液的流动，导致了精子由宫腔向输卵管壶腹部的运行。精子在子宫、输卵管内运行，经过形态、生理、生化的改变，获得了使精子受精的能力，这个过程称为精子的获能。

卵巢排卵后，卵泡液带着卵子缓慢流出，至腹腔内输卵管伞端附近，借助于输卵管的"拾卵"作用（伞端纤毛的大量摆动），卵子很快被吸入输卵管。由于在输卵管峡部—壶腹部连接点的肾上腺素能使肌肉括约的作用，卵细胞会在此处停留；由于壶腹部输卵管液流速慢，卵子在此处遇到精子时则可受精。卵子自卵巢排出后可存活 1～3 天，排出后 24 小时内均可受精，但一般认为以 15～18 小时之内受精最好。

获能后的精子遇到卵细胞后，释放出多种水解酶而进入卵细胞外围的透明带内，并进一步进入卵细胞内，同时抑制其它精子的穿入，形成一个新的细胞受精卵，通过核的融合，使父、母各 23 条染色体结合成为 46 条（23 对）染色体而形成一个新的受精卵，又称孕卵，即一个新生命的开始。上述这一过程称为受精。受精卵的染色体为 46XX 则为女性，46XY 则为男性。

受精卵在受精后 24 小时即进行细胞分裂。在进行细胞分裂的同时，受精卵通过输卵管的蠕动被送往宫腔，72 小时后分裂成为 12～16 个细胞组成的实心细胞团，又称桑椹胚。此时已进入宫腔。桑椹胚进入宫腔后仍继续进行细胞分裂，体积增大，出现腔隙及细胞液，此时的受精卵称为囊胚或胚泡。以后胚泡的透明带消失而进入子宫内膜，即孕卵植入或着床。此过程大约需要 4～5 天。孕卵着床的部位多在子宫腔上部的后壁，其次为前壁，偶见于侧壁。

胚泡着床后其细胞继续进行分化，形成三个胚层：外胚层、中胚层及内胚层，并相应地在不同的孕周发育成为胎儿的各个组织及器官。外胚层主要分化成神经系统、皮肤表皮及毛发等；中胚层主要分化为肌肉、骨骼、血液系统、循环系统及泌尿生殖系统的大部分；内胚层主要分化为消化、呼吸系统的上皮组织及有关腺体等。

胎盘等胎儿的附属物则一部分来自于胚泡细胞的分化，一部分来自母体细胞的分化，由此两部分形成。

7. 什么叫怀孕？有什么表现？

卵子受精形成受精卵并在子宫腔内种植、生长、发育而形成胎儿，这个过程叫做怀孕。

怀孕有哪些表现？如何进行早期自我诊断呢？

有正常性生活而又未避孕的生育年龄妇女，平时月经规律，突然停经，往往提示可能是怀孕了。停经是生育年龄妇女怀孕最早及最重要的征兆。但在某些情况下，如气候或环境的变化、精神过度紧张、过分劳累及服用避孕药后亦可能出现停经的现象，应加以考虑并排除。此外，哺乳期妇女的月经尚未恢复，若不避孕亦可在此期间再次怀孕。少数妇女在相当于前次月经来潮时间出现阴道出血，但血量较少，持续时间或缩短或延长，此时亦有可能是怀孕，而所出现的阴道少量出血现象则往往是先兆流产的表现。

怀孕后半数妇女在停经后 40 天左右，可出现食欲下降、挑食、厌油腻、恶心、呕吐、腹胀、便秘、头晕、乏力、思睡等早孕反应；重者可出现口干、皮肤干燥等脱水现象。

怀孕后，在雌、孕激素的共同作用下，乳房增大，乳房胀痛，乳头、乳晕色素加深变黑，有时可出现少量流液。哺乳期妇女乳汁可逐渐减少。

少数妇女由于子宫增大压迫膀胱而出现尿频及阴道分泌物（白带）增加等现象。

坚持测量基础体温的妇女，排卵后基础体温持续升高不降，一般达 20 天以上且月经未来潮，即可认为是怀孕了。

总之，上述现象均系早孕的表现。但怀孕的妇女上述现象并非全部出现，亦可表现不典型，故一般尚需作进一步的客观检查，综合考虑，方可确诊。

8. 如何确定怀孕了？

生育年龄的妇女在停经以后，除有上述一些早孕反应等现象可供早期自我判断外，还应去医院作进一步的检查以确诊。

（1）妇科内诊检查：医生在消毒的条件下，对停经妇女可进行一次内诊检查。早孕的妇女其阴道壁及子宫颈变软，并着色而呈紫蓝色。由于停经时间的不同，子宫可出现不同程度的增大变软，一般在停经5周后即可有此表现。妊娠8周后，部分妇女的子宫颈与子宫体间的子宫峡部极其柔软，致使宫颈与宫体似不相连，这种现象称为海格氏征，是早孕的典型体征。妊娠12周后，子宫底即可超出盆腔而在腹部触及。

（2）妊娠试验：是早期妊娠最重要的辅助检查项目。由于妊娠后绒毛的滋养叶细胞分泌绒毛膜促性腺激素，所以利用生物或放射免疫的方法从血或尿中测定该激素可协助诊断妊娠。既往应用的有蟾蜍试验、乳胶凝集试验及放射免疫测定等。目前应用得最为广泛的妊娠试验方法是以胶体金为标记的抗体结合物膜上层析免疫的夹心一步法，即早早孕快速检测试纸法。此法优点突出：①操作简便，一步操作，只需一条试纸，无需其它辅助材料。②显示结果快，1分钟之内即可显示检测结果。③灵敏度高，结果准确，在妇女受孕后7～10日即可测出是否怀孕（可检出绒毛膜促性腺激素最低量为25国际单位/升（25毫国际单位/毫升），准确率近100％。④试纸质量稳定，室温下干燥保存，有效期为2～3年。使用时将试纸的带有Max标记线的一端插入被检测的妇女尿中，平放片刻。20～30秒钟后，若试纸条上出现一条紫红色带为阴性（未怀孕）；若试纸条上出现两条紫红色带则为阳性（怀孕）。但需注意无论尿呈阳性或阴性反应，试纸上端均应显示紫红色带，若无此带则表示试纸失效。紫红色带的有无及颜色深浅，表示被检测者尿中绒毛膜促性腺激素含量的多少，若色浅可延长至5分钟再观察，仍可作出结论。

（3）基础体温测定：已如前述。

（4）宫颈粘液涂片：在涂片中如见到典型的羊齿状结晶，可排除妊娠；若见到典型的椭圆体则应考虑为妊娠。

（5）孕激素撤退试验：应用孕激素后有促使子宫内膜剥脱的作用而引起撤退性出血，若妊娠则无此反应。

（6）B型超声波（B超）检查：在妊娠5周时即可见到子宫增大及宫腔内妊娠囊的无回声图像，妊娠7～8周可见到胎儿心脏的跳动及胎动。

中期妊娠（孕3个月或孕12周后）腹部逐渐增大，可触到胎头及肢体，可听到胎心；孕4个月以后孕妇可自觉有胎动。此时妊娠征象已明显，故易于确诊。

9. 什么叫做避孕？避孕的原理是什么？

避孕（避免怀孕）或节育（节制生育）是通过破坏受孕的基本条件，阻断生殖过程的某个或几个环节，以终止胚胎或胎儿的发育来控制生育的。正常的受孕条件是男女双方必须有成熟健康的卵子和足够数量健康的精子；生殖道应畅通无阻；受孕需在妇女的排卵期，只有此时精子才能和卵子相遇而受精；受精后还要有适合受精卵生长发育的子宫内膜环境。因此，临床上在上述各个环节中，针对避孕的各项基本条件，采用抗排卵、抗生精、阻止精子和卵子相遇、改变子宫腔内环境、阻止受精卵着床及使已着床的胚胎流产或胎儿中断生长等，来达到避孕或节制生育的目的。

（1）抗排卵：卵巢排卵功能是在下丘脑-垂体-卵巢轴所分泌的促性腺激素及其反馈调节下进行的。因此，目前主要是通过应用性激素来抑制下丘脑-垂体促性腺激素的分泌功能，从而抑制卵泡的发育成熟和排卵。常用的有各种短效、长效避孕药及避孕针，如口服避孕药Ⅰ号、Ⅱ号，18-甲基炔诺酮及复方避孕针等。

（2）抗生精：同样应用性激素（雄激素、雌激素）来抑制下丘脑-垂体促性腺激素的分泌，继而抑制睾丸的生精功能。此外，目前国内常用的药物如棉酚，则主要是直接作用于睾丸的生精上皮，从而抑制精子的生成。某些物理方法如微波、超声等可干扰阴囊的温度调节，使之温度升高而不利于精子的生成。精子在睾丸内生成，在附睾内成熟，某些药物可干扰精子在附睾内成熟，故也可达到抗生精的作用。

（3）抗受精：通过阻止精子和卵子相遇，使精子和卵子失去结合的机会。常用的方法有避孕套、阴道隔膜、体外排精、安全期避孕及各种男女绝育手术等。此外，还常利用化学药物杀死精子或改变阴道或子宫颈的环境，使精子失去活力，以阻止精子进入子宫。常用的方法有各种避孕栓剂、药膜、外用避孕药以杀灭精子；口服避孕药或针剂如探亲避孕药则可使宫颈粘液变稠，阻塞子宫颈口，使精子不能进入宫腔与卵子相遇。

（4）抗着床：阻止受精卵在子宫内膜着床及生长发育。着床的关键在于胚泡的发育和子宫内膜的同步性变化，干扰或破坏从胚泡的发育和子宫内膜蜕膜样改变的过程，即可达到抗着床的目的。受精卵进入宫腔要靠输卵管的蠕动运送，临床可用某些避孕药如探亲避孕药来改变受精卵在输卵管内正常运行速度，使受精卵提前到达宫腔，而此时子宫内膜上不具备着床能力，即干扰了受精卵和子宫内膜的同步变化，从而干扰受精卵着床。

（5）改变子宫腔内在环境：构成子宫腔内在环境的一是子宫内膜（蜕膜），二是宫腔液，二者起到保护胚泡使之有利于着床及促进胚胎发育的作用。因此，改变子宫内膜的形态和功能，改变宫腔液的成分，均可阻碍受精卵着床。临床上常用的宫内节育器、阴道避孕环和速效避孕药即是应用上述原理而达到避孕目的的。

(6) 抗早孕：使已着床的胚泡或胚胎从子宫腔内清除。应用负压吸引为主的人工流产的方法是当前抗早孕的主要措施之一。应用药物米非司酮配伍前列腺素则是目前临床上较新的另一种抗早孕方法。其原理主要是与蜕膜内孕激素争夺受体，使孕激素不能发挥作用，引起蜕膜变性坏死，诱发子宫收缩，导致胚胎流产或直接杀伤胚泡或胚胎；加上米索（前列腺醇）使子宫收缩和软化宫颈的作用，使胚胎排出体外，也可直接引起宫缩，排出胚胎。

(7) 抗发育：中断胎儿在宫腔内的发育，并使之与其附属物排出体外。如应用人工流产或钳刮术，人为地使胎儿排出体外；应用水囊、前列腺素等直接诱发子宫收缩以终止妊娠；应用药物如芫花、雷凡诺尔等使胎盘缺血坏死，从而使其合成与释放的前列腺素增加，引起宫缩并导致流产。

避孕或节育的措施有多种，临床上应根据不同避孕原理及环节，因人及其不同需要而选择最佳的避孕措施，必要时还可合并或交替应用不同的避孕方法，以达到最佳的避孕效果并避免其副作用。

10. 采用哪些办法才能达到避孕的目的？

避孕方法必须具备下列条件方可使用：①必须具有较为满意的避孕效果。②所用药物或工具等对人体应无害（近期或远期），不影响肝、肾、心脏等主要脏器的功能，包括其正常的生理功能及有无致癌的可能性。③不影响正常的性功能。④不影响胎儿的正常发育（一旦避孕失败而受孕时）。⑤具有可逆性，一经停用，生育能力可迅速恢复。⑥使用方法应简便。

目前应用的避孕方法很多。从种类上来讲，有药物、工具、手术、安全期、体外排精避孕及免疫避孕等。根据使用途径不同，又可分为口服、注射、外用、皮下埋植等。避孕方法还有永久、长效和短效之分；就性别而言又有男用及女用避孕方法。各种避孕方法均各具其避孕效果，同时亦有一定的缺点。生育年龄妇女应根据自己的实际情况，在医生的指导下，自愿选择最适合自己的避孕方法。

下面简单地介绍一下常用的避孕方法：

（1）药物：女用避孕药有短效口服避孕药，如避孕药Ⅰ号、Ⅱ号、18-甲基炔诺酮；长效口服避孕药如复方18-甲基炔诺酮、长效避孕片等。长效避孕针如复方己酸孕酮避孕针等；避孕药缓释系统如皮下埋植剂、阴道环等；探亲避孕药如探亲避孕片Ⅰ号、53号探亲避孕药等。外用避孕药主要为杀精子剂，常用的有避孕栓等。男用避孕药主要有棉酚，为口服制剂。

（2）手术：宫内节育器分为惰性宫内节育器，即其本身不释放任何活性物质，常用的有单圈式不锈钢金属环；活性宫内节育器，它载有铜或孕激素等活性物质，常用的有Tcu200型等。节育手术则有女性输卵管结扎、药物堵塞输卵管；男性输精管结扎、输精管粘堵术等。

（3）工具：女用有阴道隔膜、子宫帽等；男用有避孕套等。

（4）其它：安全期避孕法，体外排精避孕法，免疫避孕法，有抗透明带、抗精子及抗绒毛膜促性腺激素避孕疫苗等。

11. 什么是性生活和谐？

性是人的本能，性生活是夫妻共同生活的重要内容。美满和谐的性生活，可以增加夫妻之间的感情，使人精神愉快，精力充沛，反之则往往使家庭失去和睦。那么什么是性生活和谐呢？它就是夫妻双方在性生活过程中，都能得到满足和快感。

人类的性生活是受大脑皮层和内分泌支配的。在性生活过程中，由于精神和肉体受到爱的刺激和接触，引起性的兴奋，其时间长短不一。男性受到刺激后，表现为阴茎勃起，阴囊皮肤变平、睾丸向会阴方向提升等。女性表现为阴道分泌物增多、滑润，大阴唇伸展，阴蒂增大，子宫颈和子宫提升，阴道变深，乳头勃起等。在此过程中按其自然发展，丈夫首先要体贴、关怀和爱抚妻子，不能性急。性交前要耐心地与妻子交谈、亲吻，用抚摸和肉体接触来调动妻子的性感，待妻子进入兴奋状态时再进行性交。男性一般性高潮到来比女性早，丈夫要稍加等待至妻子性高潮来临，即表现出全身肌肉紧张、心跳及呼吸加快，子宫与肛门括约肌同时发生节律性收缩等。男性到性高潮时，性器官开始发生一系列收缩，出现射精。丈夫此时对妻子仍需爱抚，待妻子性兴奋下降后再一起入睡。此时作为妻子也要对丈夫的爱主动配合和热情鼓励，不能谈与爱无关的事，否则会影响性生活的和谐。

有时，性生活不美满，表现为性生活不能令人满意，这是比较常见的现象。一旦出现这种情况，夫妻之间应相互体谅和鼓励，更加亲热。尤其夫妻之间在事业上或心情不快时，往往使性高潮不能到来。这时千万不能相互责怪，更不能性急，而需相互帮助和努力，情况慢慢就会好转。此外，夫妻间的性生活还需要有一个相互适应的过程，并通过爱的体验来掌握性高潮到来时的需求，这样夫妻性生活才能掌握得好，双方才能都感到满足，生活就也更加幸福。

性生活和谐还需要有一个良好的环境，即有一个干净、安静、舒适、温馨的家。此外，夫妻对性生活要保持良好、稳定的情绪，性生活前双方可以讲有关爱情方面的事，这样就可以调动爱的情绪，使性生活逐步走向同步，从而达到满意的效果。

12. 避孕与性生活和谐的关系是什么？

避孕方法的选择和性生活的关系是非常密切的，它因人而异，如果避孕方法选择得好，就会使性生活更加和谐。那么如何选择避孕方法呢？

（1）女用口服避孕药：口服避孕药在我国应用已有30余年的历史。它服用简便，效果好，避孕成功率达99％，只要按照规定去服用，副作用小，故已成为我国育龄妇女的主要避孕措施。服用口服避孕药后的妇女不再担心怀孕，月经周期规律，经血量稍减少，阴道分泌物比以前略有增加，从而心情愉快，增强了性欲，使夫妇之间的性生活更加和谐。

（2）宫内节育器：我国约有50％的育龄妇女采用它避孕。这种方法简便、安全、可靠而且可逆，对妇女的性功能不会带来不良影响。但它有时出现经期延长、经量增多，影响性生活的进行。此外，如放有带尾丝的宫内节育器，留在宫口的尾丝过长或过短，都会引起丈夫性交痛。此时应立即到医院找医生，把尾丝的长度加以更正，就会使性生活时无不适感。

（3）阴道隔膜：如大小选择合适，它无损于性生活和谐。

（4）避孕套：它是目前我国育龄夫妇常用的避孕方法，在使用中如外面配合避孕胶冻会增加性的快感。

（5）其它避孕方法：体外排精法对性功能有较大的影响。因为男方当性高潮时，不得不把阴茎从阴道抽出，同时又担心部分精液射入阴道，所以精神非常紧张，双方尤其是女方都不能达到性生活满意。

避孕方法与性生活和谐的关系是非常密切的，应根据个人的需要而灵活采用不同的避孕方法，以便使夫妻间的性生活更加和谐和幸福。

13. 避孕对性生活和谐有消极影响吗？

避孕对性生活并无消极影响，这是因为育龄夫妇在选用了安全可靠的避孕方法后，心理上就会产生一种安全感，给夫妻间的性生活和谐创造了有利的条件。但由于有的夫妇对避孕知识了解不够，也会发生下列一些情况：

（1）口服避孕药在我国已应用了30余年，效果是很好的。可有的妇女总怀疑一颗药吃进去了是否就能避孕；总担心药物会不会对身体健康有影响；会不会影响性功能等。于是有时就不按规定时间服药，甚至自作主张停服了。结果怀了孕，而不得不做人工流产手术，给身体带来痛苦。

（2）有的夫妻采用了避孕套或隔膜避孕，总觉得在生殖道之间有一层东西隔着，影响快感和亲切感，干脆就不用了，从而造成避孕失败。

（3）男女性绝育术是一种一劳永逸的避孕方法，只是阻断精子和卵子相遇而达到避孕的目的，对身体健康、内分泌、性功能等方面并无影响。可是有些夫妇由于心理因素，总觉得是被阉割了，于是术后出现一些精神因素带来的症状，如性欲降低等，甚至当患睾丸炎、前列腺炎、头痛等与绝育术无关的病症也归咎于它，这些都是对绝育术不理解所产生的。

（4）体外排精法是我们不提倡的。丈夫为了疼爱妻子，怕怀孕后施行人工流产术给妻子带来痛苦，因此在性交近高潮时就不得不紧张地抽出阴茎，进行体外排精。这样长期下去易使丈夫患精神衰弱，也使夫妻之间都会有一种不满足感而有损于性生活的和谐。有些妻子担心丈夫生病，不愿意丈夫采用体外排精，这样就不得不多次怀孕，进行人工流产术。但由于手术痛苦，妇女就会害怕过性生活，产生性冷淡，长此下去，也会影响夫妻间的感情和正常的性生活。

为了避免上述情况的发生，在采用避孕方法之前可到医院请妇产科或泌尿外科医生给予指导。一旦采用了某种避孕方法，就要认真执行，千万不能由自己决定取舍，否则会导致避孕失败或产生不良后果。只要心理上消除一切顾虑，避孕是不会给性生活带来任何消极影响的。

14. 不同地区、不同条件下采用哪种避孕方法好？

我国是由 56 个民族组成的拥有 12 亿人口的大国，又是一个幅员辽阔的国家。各地区的医疗条件不尽相同，即使在同一地区中，不同单位的医疗水平的差异也很大；此外，育龄夫妇所受的教育、文化程度、对避孕知识掌握的程度不一；再加上旧的传统生育观念和环境的影响等。这些因素都使得避孕成为一项具体细致而又复杂的工作。因此，应根据不同地区、不同条件而采用不同的避孕方法。

大中城市、文化程度高的地区，夫妇所受的教育程度较高，传统生育观念影响较小，避孕方法种类齐全，夫妇双方都愿意承担避孕的责任，因此各种避孕措施，如宫内节育器、避孕套、安全期避孕、外用避孕药、男女口服避孕药以及会阴尿道压迫法避孕或体外排精等，都容易推广使用。

农村、牧区、矿区及边远地区等，那里的交通及电讯设施较城市差，避孕药具不够完备，群众的文化水平较低，接受避孕知识的能力较差。如牧区居住分散，有的育龄夫妇不同意采用避孕方法，甚至不知如何采用。有时误将避孕药膜中的纸当药膜放入阴道，造成避孕失败。避孕失败后由于补救措施跟不上而造成计划外生育。因此，对于这些地区的育龄妇女应采用长效、安全、可靠的避孕方法，如宫内节育器、长效避孕药、长效避孕针、皮下埋植等。已有1～2个孩子的夫妇应采用永久性避孕方法，如男性输精管绝育术或女性输卵管绝育术。

总之，在避孕方法的选择上，既要提高对避孕的认识，又要因人、因地制宜，根据所在地区的具体条件作适当的选择，这样才能收到良好的效果。

二、男性避孕方法

15. 男子生育必须具备哪些条件？

男子生育必须具备以下几个基本条件：

（1）下丘脑-垂体-睾丸轴的功能正常：这样才能促使睾丸曲细精管上皮产生精子；促使睾丸的间质细胞分泌适量的雄激素，以维持男性第二性征及性功能。

（2）性腺功能正常：睾丸的曲细精管必须具有正常的生

精功能，可持续产生足够数量的健康精子；间质细胞功能良好，能产生雄激素。

（3）具备精子生存的适宜环境，排精的路径畅通：精子生成后，经过睾网，到达附睾、输精管及精囊等处，并将停留较长的时间，只有各该部位功能正常，其分泌物才能适于精子生存；此外，排出的路径畅通才能使正常精液射出。

（4）性功能正常：①遇到性刺激可以产生性欲。②外生殖器发育正常，产生性欲的同时阴茎勃起、坚硬，得以插入女方阴道而进行性交。③达到性高潮时，可以正常射精，使正常精液得以泄入女方阴道。

上述 4 个环节密不可分，环环均正常时才能维持男子的正常生育功能。

综上所述，要想达到节育的目的，只能阻断上述某些环节，而又必须不影响性功能。

16. 男性节育方法有哪些？

男性节育方法的基本要求是简便、安全、有效，不影响性功能。可采取以下途径：

（1）抑制下丘脑-垂体-睾丸轴的功能：采用激素避孕法及免疫避孕法可抑制精子产生，但同时也抑制了内分泌功能，引起性功能障碍。目前在此方面尚无可供临床推广使用的理想药物，仍在继续研究中。

（2）抑制睾丸生精上皮的功能：①物理方法，由于睾丸生精需在略低于体温的条件，因此采用微波、超声波或激光等方法，通过控制温度干扰生精作用，达到节育目的，而不影响性功能、身体健康及劳动能力，但尚无成熟产品问世。②药物，如棉酚已在临床试用，确实能抑制生精，但由于它可引起低钾血症及永久性无精子症而限制了它的使用。

(3)阻断精子输出的通路：这是临床普遍应用的方法，实践证明它具有简便、有效、安全的优点，仅阻止精子排出，并不干扰性功能。常用的方法有输精管结扎术、输精管粘堵术及输精管栓堵术。

(4)屏障避孕法：采用避孕套，不影响睾丸生精作用及性功能，仅是精液排入套中，而不泄入女方阴道内。

(5)精液排在阴道之外：①体外排精法，是在性高潮，即将射精前抽出阴茎，将精液射在外面。②会阴尿道压迫法，是在射精前，用手指将会阴部的后尿道部压向耻骨联合，使射出的精液不能流向尿道，而逆流入膀胱。此类方法虽然简便，但因为在射精前的尿道分泌物中已有少量精子存在；此外，时间掌握稍有不当，仍可有部分精液泄入阴道，所以避孕效果不十分可靠；加之它们均不符合正常的生理过程，可能引起心理障碍或干扰性功能，故不提倡使用。

17. 什么是男用避孕药？作用原理是什么？

近年来对男用避孕药进行了许多研究。这类避孕药一般均是通过抑制精子的生成，降低精子的数量，达到少精子甚或无精子而不能受孕。

要了解男用避孕药作用原理，首先要了解精子的生成过程。睾丸中曲细精管管壁被覆5～8层细胞，含支持细胞与生精细胞，又称为生精上皮。支持细胞排列在曲细精管的基底膜上，顶端伸向管腔，有支持、营养、保护各级生精细胞的作用，可能还兼有调节间质细胞的功能；生精细胞不断增殖、分化，从精原细胞、初级精母细胞、次级精母细胞、精子细胞，最终形成精子，依次自基底部向管腔方向逐层排列。每个初级精母细胞可以分裂为 4 个精子细胞，它附着于支持细胞顶端的凹窝中获取营养，并经历变态成熟过程，发育为精子。生精是个连续的过程，如同不休止的接力赛，时时刻刻有精子产生，每日形成的精子可达数亿。发育完善的精子随睾丸液进入附睾。生精过程主要受下丘脑、垂体及性腺激素的参与和调节。

男用避孕药可以通过下述不同途径发挥作用：

(1) 长期大量使用促性腺激素释放激素，通过降调解导致垂体促性腺激素（促卵泡激素及促黄体生成素）的分泌减少而抑制生精作用。

(2) 采用促卵泡激素及促黄体生成素的相应抗体，阻断该 2 种激素的作用。但由于此 2 种激素均含有相同的 α 亚单位，且与促甲状腺激素的 α 亚单位相同，当抗体的作用不能达到专一地对抗该 2 种激素时，可能引起不必要的副作用。

(3) 使用甾体激素，如单独使用睾酮，或与孕激素联合使用，通过负反馈，抑制垂体分泌促性腺激素而抑制生精作用。庚酸睾酮定期注射可达到抗生育作用，停药后又可恢复，是一种有希望的男用避孕药。

上述药物均通过抑制下丘脑-垂体-性腺轴而干扰生精过程。药物价格昂贵，使用不便，且同时抑制睾丸间质细胞的功能，以致睾酮水平下降，出现性欲减低或性功能障碍，因此仍需进一步研究解决。其中睾酮虽也抑制了间质细胞的功能，由于其本身有替代作用，故不影响性功能，有较好的使用前景。

(4) 选择性抑制生精上皮的药物——棉酚，是我国学者首先发现它的抗生育作用，并在国内进行大量研究及临床试用的。该项研究引起了国际的关注。它是一种男用口服避孕药，价格便宜，使用简单，但也有一定的副作用。

无论哪种男用避孕药均有类似的缺点，即起效慢，这是由于上述药物对已生成的精子无杀灭作用；而且因为生精过程需要一定的时间，停药后，生育功能的恢复也慢。

18. 棉酚作为男用口服避孕药是怎样研制出来的？

在本世纪50年代，我国学者首先报道了粗制棉籽油的避孕作用。60年代在山东、山西、河北、湖南、湖北、江苏等省进行了大规模的调查，确实发现使用粗制棉籽油作为食用油的人群中，男子不育的发生率高，为进一步研究其抗生育作用提供了线索。70年代，随着计划生育工作的深入开展，进行了大量实验室研究，分离、纯化出其中的有效成分即棉酚，相继人工合成了醋酸棉酚及甲酸棉酚等衍生物。对棉酚及其衍生物的抗生育作用机理、毒理及药代动力学等均进行了研究。此项发现与研究引起了国外学者的关注。在上述广泛研究的基础上开始了临床试用，结果表明它是有一定实用价值的男用口服避孕药，抗生育率达99%以上。

棉酚的抗生育作用的机制是抑制睾丸曲细精管的生精上皮，低剂量的药物即可产生作用，而不影响睾丸间质细胞的功能，因此不影响性欲及性功能；对心、肝、肾及骨髓等重要器官无明显毒性作用。

由于个体对棉酚的反应存在差异，用药后部分人的曲细精管无明显损害，而少数人却发生明显的萎缩，以致停药后生育功能不能恢复。此外，用药过程中肾脏排钾增多，易导致低钾血症。上述棉酚的副作用阻碍了其推广使用，是需要研究解决的课题。

19. 棉酚作为男用避孕药的用法及其存在的问题是什么？

棉酚口服后，药物在体内的分布广泛。由于它难以通过血脑屏障及血睾屏障，以致在脑组织中或睾丸内的浓度极低。而幸运的是：①睾丸的生精上皮对药物的反应极敏感，因此，在对一般组织不至于产生明显毒性作用的剂量下，即可达到抗生育的作用。②药物在体内的代谢缓慢，完全消除需要20天左右的时间或更长，也就是说，它在体内有一定的积蓄作用。故开始时药物用量较大，且需持续使用，待生效后可改用较小剂量维持。

棉酚的用法：片剂，每片含20毫克。初起每天服20～30毫克，一般持续60～80天才能见效，通常药物起效的总量为1～2克，此后可改为每次15～40毫克，每周服2次维持。由于个体对药物反应的差异较大，用药过程中，特别是最初阶段，应作好精液监测，根据精子计数情况调整用药剂量，以用最低的有效剂量为宜；通过监测还可确定其生效时间。

棉酚使用中存在的主要问题：①低钾血症，棉酚可以促进肾脏组织合成前列腺素及抑制钾-钠三磷酸腺甙酶的活性，降低肾脏保留钾的能力，从而导致低钾血症。使用中必须熟悉低钾血症的临床表现，及时发现与处理，以便杜绝不良后果，有条件者应定期监测血钾的水平。②永久性无精子症，棉酚可致生精上皮萎缩，然而个体间的差异很大，有些人用后生精上皮的形态不发生明显的变化；有少数人却可发生明显萎缩。部分损害时仍有可能恢复生育力，但若全部受损则不能恢复，而造成永久性不育。事先不能预测其发生；一旦发生后，又无有效的治疗方法。

上述副作用是妨碍棉酚推广使用的主要原因，尚待进一步研究解决。

20. 什么是低钾血症？它有什么表现？

钾、钠、钙、镁等是人体电解质中的重要阳离子。钾总量的98%存在于细胞内，其浓度约为150毫摩尔/升；仅有少量分布于细胞外液中，正常血清钾浓度为3.5～5.5毫摩尔/升。血钾正常水平对维持酶的活性、蛋白质及糖原代谢、细胞内外的渗透压平衡、酸碱平衡、神经肌肉的应激性及协调心肌活动等至关重要。当血清钾浓度低于生理值的低限时即为低钾血症。

造成低钾血症的原因：①饮食中钾含量低或进食不足。钾含量丰富的食品有鱼、肉、禽蛋、动物内脏、豆类、瓜果等。②丢失过多，导致入不敷出，常见于频繁呕吐或肠液的丢失。③输入过多的葡萄糖，随糖原合成，血钾可转移至细胞内。④药物，如使用利尿药排出大量尿液时，钾随之排出；使用棉酚可降低肾脏保存钾的功能。临床多为综合性因素造成。

低钾血症的临床表现与钾缺失的速度及程度相关，主要有以下几方面的表现：

（1）降低神经、肌肉的应激性：表现为软弱无力，腱反射迟钝或消失，重者出现软瘫，呼吸肌受累时可引起呼吸困难。

（2）胃肠症状：有口苦、恶心、呕吐，重者腹胀，甚至肠麻痹。

（3）中枢神经系统症状：有烦躁不安、神志淡漠、嗜睡、神志不清或定向障碍等。

（4）心血管系统：表现为张力减低、心脏扩大、血压下降、心电图出现典型的 U 波等。

低钾血症对人体有上述多方面的影响，严重的低钾血症如未能得到及时的处理，将会危及生命。

21. 棉酚在使用中有什么注意事项？

使用棉酚作为男用口服避孕药应注意以下几点：

（1）事先应向使用者交待棉酚的优缺点，存在的问题及注意事项以取得理解与配合。

（2）病例选择：①药物可能导致永久性无精子症，其发生又难以预测，故不能应用于新婚或尚无子女的夫妇。②药物可能引起低钾血症，在低钾饮食地区的居民，需长期服用利尿剂者，有胃肠疾患、肌无力或周期性麻痹等的患者均不应使用。

（3）用药过程中要注意：①作好精液监测，以确定个体的最宜药物剂量，从而减少其副作用。在药物起效前必须作好避孕工作，防止受孕。②防治低钾血症：在服药的同时，口服氯化钾、枸橼酸钾或缓释钾均可，每次 1 克，每天 2～3 次，溶化后口服。了解低钾血症的临床表现，一旦发生，能作到及时诊断与处理。若有条件定期监测血钾则最好。确诊低钾血症后，可根据血钾降低程度进行补充，如增加口服补钾量；或行静脉输液补钾，但一般氯化钾浓度应≤0.3 克％，静滴速度不可太快。要求连续补钾 3～5 日，根据心电图、血钾水平及临床表现调整补充量。必须指出，禁忌含钾溶液直接静脉推注，以防导致高钾血症而引起心搏骤停。此外，对肾功能不全患者补钾时要格外慎重。

（4）预防永久性无精子症：无精子症没有有效的治疗方法，故预防其发生非常重要。建议连续用药时间最长为 2 年，以后改用其它避孕方法，并观察精子计数恢复的情况。若希望重复用药者，必须等待精子计数恢复正常后再用。

22. 什么是男用避孕套？它的起源情况如何？

避孕套又名阴茎套，是一种男性避孕工具。在开始性交前将其套在阴茎上，直至性交结束时与阴茎一并抽出，这样性交过程中的副性腺分泌物及射出的精液便全部泄入套的顶端，而不进入女子阴道，从而达到避孕的目的。使用避孕套后，性交时两性生殖器不直接接触，还可预防性传播疾病，后者在性传播疾病较为普遍存在的今天，更具有重要意义。

最早的阴茎套是麻布制品，后又有鱼皮制品，随着工业生产的发展，19世纪中叶橡皮制品问世，使阴茎套的普及使用成为可能。1949年制定了阴茎套的规格，随着生产工艺的改进，其质量不断提高，在弹性、厚度、外观或形态等方面均推陈出新，不但增强了避孕效果，而且大大提高了可接受性。

远在14世纪的中叶，阴茎套曾作为古埃及男子的一种饰品；16世纪后曾用阴茎套预防梅毒等性病的传播；较普及地用于避孕仅是近百年的事。我国解放后，随着卫生事业及计划生育工作的开展，阴茎套也成了人们乐于采用的节育措施之一。

23. 男用避孕套有哪些种类？

众所周知，人们身体的高矮、胖瘦，手足的大小，在不同种族或个体间存在着较大的差异。生殖器官的发育也如此，男子阴茎的长短、粗细也各不相同。根据量体裁衣的原则，为适应不同个体的需要，避孕套也应有多种规格。

避孕套的型号：我国市售的避孕套依其直径大小，可分为 4 种型号，即大号（直径 35 毫米）；中号（直径 33 毫米）；小号（直径 31 毫米）及特小号（直径 29 毫米）。使用较为普遍的是中号。

避孕套的厚度：随橡胶质量与生产工艺的提高，避孕套的厚度日趋变薄，而其弹性与坚度却有增无减。依厚度可将避孕套分为普通型（厚度 0.04～0.07 毫米）、超薄型（厚度 0.03 毫米）及薄型（厚度介于前二者之间），超薄型号即国内通用的高级透明避孕套。

避孕套的外观：有各色各样。①普通型，为乳胶橡皮套，其顶端有贮精用的小囊，体部平滑。②异型，套的体部有 1～4 个狭窄段。③波纹型，体部制成多层波纹或花形。④颗粒型，套的表面均匀地附着乳胶颗粒。制作过程中可掺入香料，使其散发出清淡的各种花香味；若配以消炎药或性兴奋迟缓剂，则可发挥消炎、延迟性交的目的。

使用者可根据本人及性伴侣的具体情况选用不同型号及外观的避孕套，既可提高性生活质量，又能保证避孕的效果。

24. 男用避孕套适合哪些人？效果怎么样？

男用避孕套是一种屏障避孕法，仅阻断精子进入阴道，并不干扰下丘脑-垂体-性腺轴的功能，故不影响女性排卵及月经，也不影响男性的生精、输精与射精，停止避孕即可受孕，对胎儿不产生影响，使用安全，适用范围广，用法得当，避孕效果可达 95% 或以上。

当前，我国一般的家庭多是独生子女，因此，绝育措施极少采用。宫内节育器及避孕药是较为普遍使用的避孕措施，其优点是使用简便，效果可靠，有些措施具有长效性，且均为可逆的节育措施。但月经量多；白带粉染、经间出血、腰背疼痛及盆腔感染是宫内节育器常见的副作用；节育器脱落或带器受孕是其失败的主要原因。因此，凡月经量多，或患有子宫肌瘤、子宫内膜异位症、畸形子宫、子宫内口松弛症、慢性盆腔炎，或合并心脏病、糖尿病等的妇女以及多次带器失败者，均不宜再使用宫内节育器。避孕药的种类繁多，以短效口服避孕药18-甲基炔诺酮的使用较为广泛，但它可有类早孕反应、突破性出血、月经量少、闭经及体重增加等副作用，漏服常是其失败的原因。故凡有月经稀发、量少、吸烟、高龄（＞35岁）、肥胖，或合并心血管疾患、糖尿病等的妇女不宜使用。一般要求停药半年后再妊娠。

综上所述，有许多需要节育的妇女是不能采用上述避孕措施的，而使用男用避孕套却是唯一可行的办法。避孕套也适用于新婚夫妇，尤其适用于年龄较大的中年夫妇。对久别重逢的夫妇，使用避孕套也许并不现实。

25. 男用避孕套避孕有什么优缺点？

避孕套作为避孕工具使用简便，用法得当避孕效果良好，无毒副作用，价格便宜，便于推广。此外，避孕套还有以下的功用：

（1）防止性传播疾病的传播：使用避孕套可避免两性生殖器的直接接触，从而可以预防梅毒、淋病、尖锐湿疣或艾滋病等性传播疾病。

（2）治疗某些免疫性不孕：有些不孕的妇女体内存在抗精子抗体，性交后精子进入宫颈粘液，其中的抗体可使精子凝集或制动，使之不能上行入子宫腔，从而导致不孕。若采用避孕套3～6个月，可暂时断绝与精液的接触，待妇女体内抗精子抗体的滴度下降后，停用避孕套后短期内可望受孕。

（3）辅助治疗某些男子性功能障碍：男子早泄采用避孕套，可降低龟头的局部兴奋性，有助于延长性交的时间。

（4）其它：阻断包皮垢与子宫颈的接触，或有助于减少宫颈癌的发生。当然这并不是积极的措施，治疗包茎、包皮过长及作好外阴卫生才是根本的方法。此外，有个别妇女对其丈夫精液过敏，性交时采用避孕套可防止发生过敏反应。

避孕套避孕的缺点有以下几方面：

（1）用法不当可致性交过程中避孕套破裂或性交结束时将套遗留在阴道中，使精液流入阴道，从而导致避孕失败。

（2）少数人用避孕套后性感减弱。

（3）在住房拥挤的情况下会给使用者带来不便。

（4）个别对橡胶过敏者不能使用。

26. 男用避孕套在使用中应注意些什么？

使用避孕套的目的主要是避孕，其次是预防性传播疾病，欲达到上述目的，必须掌握正确的使用方法。现择要叙述如下：

（1）必须持之以恒，每次性交均要使用，不可存侥幸心理。因为男性副性腺分泌物中存有精子，不射精即可进入阴道并可致受孕，所以要求自性交开始至结束均需戴套，不可仅在射精前才用。为保证使用方便，最好将避孕套放置于床头或枕下等便于取到的地方。

（2）配戴型号要合适，过小不但用时有不适感，而且射精后易被胀破；过大的套，在抽出阴茎时容易将套遗留于阴道中，二者均是避孕失败的常见原因。

（3）戴套前，应将套的前端或小囊处的空气挤出，并在阴茎前端涂少许避孕胶冻,再将套戴在阴茎上,直达根部。如此一方面可为射出的精液留出贮存的空间,以防将套胀破;另一方面可使套紧贴于阴茎,减少异物感,从而消除其对性快感的影响。

(4) 女方阴道分泌物过少时,配戴避孕套进出阴道,由于干涩,不但引起女方阴道疼痛,且易损坏避孕套。配合使用避孕胶冻可增加润滑作用,解除心理障碍,减少避孕套破裂及增强避孕效果。采用涂有硅油的透明超薄型避孕套,其本身即有润滑作用,不影响性感,因此不必使用避孕胶冻。

(5) 射精完毕,在阴茎勃起未全消退时,应用一手捏住套的上口,与阴茎一并拔出,避免将套遗留于阴道内,以致精液泄入阴道,导致受孕。拔出套后,应仔细检查它有无破裂;发现破裂时,还可采取补救措施。

27. 如何选购及保管男用避孕套?

选购避孕套的原则:

(1) 适宜的型号:根据阴茎勃起后的长度和粗细程度,选用不同的型号。

(2) 质地要求:优质的超薄型避孕套最好,可保证避孕效果,也不致削弱性感;波纹型或颗粒型避孕套可增加摩擦力,增强性感。

(3) 根据双方的心理状态及具体情况可选择不同颜色、香型或释放药物的避孕套。

(4) 避孕套均为橡胶制品,购买时应注意有效期限,过期后橡胶老化、变质,可影响效果。建议一次购买量不要过大;过期产品不要再用。

避孕套的保管应注意以下几点:

（1）购得的避孕套最好再仔细复查有无漏气，然后卷好保存。避孕套检查法见图5。

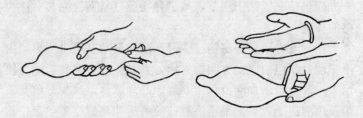

图5 避孕套检查法

（2）应将避孕套保存在干燥、凉爽处，避免接触油类。

（3）若需重复使用时，应在用后以水清洗干净、晾干，检查确系完整者，涂以滑石粉保存。涂有硅油的透明超薄型避孕套为一次性使用，不能保存。

28. 避孕套使用中出现失误该怎么办？

避孕套使用中的失误主要指按常规方法使用，但在房事后发现套子破裂或不慎将其遗留于女方阴道中，致使精液泄入阴道。遇此情况应积极采取措施以防止受孕。通常可酌情采用下述方法：

（1）清除阴道内精液及杀灭残存精子：精液射出后不久多为胶冻样，精子在其中的活动范围也较小，女方立即坐起后可促使大部分精液流出；还可用温开水清洗外阴、阴道，用温开水灌洗阴道可更有效地冲出遗留的精液，若用2%食醋溶液灌洗效果更好，因精子在酸性的环境中不易生存。除上述的物理、化学方法外，还可将含杀精子剂的避孕胶冻挤入阴道，协助杀灭残存的精子。

（2）干扰受精卵着床：上述的措施并不能保证百分之百

的成功，配合使用以下手段仍有必要：①性交后 72 小时内放置含铜的宫内节育器，以改变子宫内膜的环境，即使受孕，孕卵发育 5～7 日方具有着床能力，此时内膜情况已不适于其种植而发生极早期的流产。此法适用于无放置宫内节育器的禁忌证者。②"53"号探亲避孕药片，每片含双炔失碳酯 7.5 毫克，咖啡因 30 毫克及维生素 B_6 30 毫克，为肠溶片。性交后立即服 1 片，次晨加服 1 片，以后每日 1 片，至少需连服 8～12 日，其抗着床效率达 99.5%。该药对肝脏功能及慢性疾病无大影响，只是服药后，该月月经可能后延，还可能出现口服避孕药的常见副反应。亦可试用 18-甲基炔诺酮探亲片，每日 1 片，连用 14 日；或短效 18-甲基炔诺酮，每日 2 片，连用 5 日。③在预计下次月经来潮前 4～10 日，可采用米非司酮、米索进行催经止孕（详见第 64 问）。

（3）月经逾期未来，应及时检查确定是否妊娠，以便不失时机地采取简便方法终止。

29. 什么是输精管绝育术？避孕效果怎么样？

输精管绝育术是一种男性的永久性节育措施，通过输精管切断、结扎，或采用电凝、栓堵、化学药物等闭塞输精管的内腔，从而阻断了精子的输出而达到避孕的目的。输精管位置表浅，手术不需开腹，操作简单、安全，是一种可在门诊施行的小手术。手术仅是闭塞输精管，对生精、射精或身体健康均无影响。输精管绝育术在我国四川省应用最为广泛；而输精管栓堵术是在山西省最先使用。

输精管绝育术的避孕效果与手术操作水平有密切关系，此外，还与术后近期内的性生活指导有关。由于我国大力推广计划生育工作，对从事该项工作的医务人员进行培训，手术者的操作水平不断提高，输精管绝育术的失败率随之下降，目前仅为1%左右。此法堪称是节育效果最佳的方法之一。

30. 输精管绝育术适合哪些人？哪些人不适合做输精管绝育术？

一般说来，已婚男子，夫妇双方同意并要求做输精管绝育术者均可施行。常适用于以下几种情况：

(1) 子女达到或超过了学龄的已婚夫妇，屡次避孕失败，施行人工流产术，既影响工作，也对健康不利，双方有绝育要求，并同意男方施行手术；也有因女方患有某些内科病，如糖尿病、心、肝、肾等疾患不宜做输卵管绝育术，且避孕又有困难，双方同意由男方施行手术。

(2) 屡次娩出严重同类畸形的婴儿，并发现丈夫染色体异常或男方为严重遗传性疾病的患者，为阻断该类疾病在人群中的蔓延，经遗传咨询后，本人有所认识而要求施行绝育术者。

(3) 患有严重精索静脉曲张、腹股沟疝或睾丸鞘膜积液的男子需要进行手术时，若已有子女，别忘记征求是否在术中同时行输精管绝育术，若有此要求亦可同时施行。

有下述情况之一者则不宜施行输精管绝育术或需要推迟手术时间：

(1) 有出血倾向容易并发出血或血肿者。

(2) 严重神经官能症，精神病或严重的全身性急、慢性疾病者。

(3) 原有性功能障碍或夫妇性生活不和谐者。

(4) 对施行手术有沉重的思想负担时，万不可勉强施行。

(5) 患有生殖系统的炎症时，应先治愈后再行手术；阴囊皮肤炎症或湿疹等亦应治愈后手术。

31. 输精管绝育术术前应做哪些准备？

输精管绝育术虽是一种小型手术，但它关系到受术者的健康及其家庭幸福，故应慎重从事，操之不慎便会引起不良后果，并将给计划生育工作带来不应有的损失。作好术前准备是保证手术成功的重要措施之一。

受术者的准备：

（1）手术前应由专业人员向受术者及其家属详细介绍输精管绝育术的原理，各种绝育方法的特点，同时也应介绍手术可能发生的并发症及防治办法，以及受术者应注意的事项。这是一项细致的工作，通过交谈可以解答受术者存在的问题和解除不必要的顾虑，以取得密切配合，对预防术后产生的心理障碍有极大帮助。

（2）受术者在术前 1 日应淋浴，并更换清洁内衣。

（3）术前刮除阴毛，并用肥皂水、清水洗净阴囊部。

手术者的准备：术者在施术前应对受术者详细询问病史，并亲自进行体格检查，以了解有无手术禁忌证；尤其是仔细检查阴囊及其内容物，估计手术的难易及可能发生的问题，以做到心中有数。和其它外科手术一样，术者必须严格按照无菌术的要求进行各项准备，包括戴口罩、帽子，更衣，刷手及进行手术野皮肤的消毒等。

32. 什么是输精管结扎术？有哪些并发症？怎样才能避免？

输精管结扎术是输精管绝育术的一种。输精管比较表浅，通过皮肤可将其固定。然后在阴囊两侧，血管稀疏的部位作浸润麻醉；切开皮肤，提出并游离输精管，在稍远离附睾处剪断，切除约 0.8 厘米，分别结扎两断端，并包埋；检查无出血，再缝合皮肤。该手术简便、安全，只要严格遵照无菌操作技术及手术规程，仔细认真地进行，并发症极少发生；一旦发生，若能及时发现，给予适当处理也能得到妥善解决。常见的并发症有出血、感染、痛性结节及附睾郁积症等。这些并发症的发生有其共性的因素，若能作好以下几方面的工作，在很大程度上可以预防其发生。

（1）严格掌握手术的适应证与禁忌证：①凡有凝血障碍或出血倾向者不应施行手术，以免发生出血或血肿。②有生殖道慢性炎症者应先治愈后再手术，以减少术后感染的发生。

（2）作好术前清洁工作及手术野皮肤消毒；术中严格无菌操作，可有效地降低感染率及因感染引起的组织粘连等后果。

（3）熟悉阴囊、睾丸局部解剖。如在阴囊、精索等处有丰富的静脉丛，且局部组织疏松，术中损伤血管或止血不彻底均可引起出血、血肿，且易继发感染。手术操作要仔细、轻柔，减少过多组织损伤或出血。输精管剥离及切除的长度要适当，结扎时勿带入其它组织，结扎线的松紧、粗细要适度，少留线头，以利于减少局部组织的反应及发生粘连。在结扎近附睾端的输精管时要留出一段距离，以容贮睾网液及附睾液。

（4）术后至少卧床休息 2 小时，2 周内应避免重体力劳动、剧烈运动或性生活。

33. 什么是输精管粘堵术？

输精管粘堵术是一种输精管注射药物的绝育方法。70 年代初期,四川省首先对此进行了研究,1972年后用于临床,至今已累积有数十万例,实践证明它是一种安全、有效、便于推广的绝育方法。

注射的药物是含石碳酸504的混合剂。将一定量的药液准确无误地注入输精管的某一部位,致使局部发生无菌性炎症,终至形成瘢痕,阻塞管腔,从而使精子不能通过。此手术较输精管结扎术更为简便,二者的适应证及禁忌证也相似。由于严重的精索静脉曲张、鞘膜积液、腹股沟疝或输精管、精索粘连等会给输精管穿刺带来困难,故该类患者不宜施行此术。

手术成功的关键决定于正确的输精管穿刺,若穿刺失误,将药物注在管外,不但导致手术失败,还会引起局部炎症而造成粘连。即便是很有经验的医师操作,也不容一点疏忽大意,必须严格遵照操作规程,确定穿刺是否真正成功。鉴别的方法有以下三种:①精囊灌注试验:向左、右侧输精管精囊端分别注入刚果红或美蓝,穿刺成功者,2种染料会合排出棕色尿液;若尿呈蓝色表明左侧穿刺失败;尿呈红色则为右侧失败。②精囊灌注1%普鲁卡因5毫升(无普鲁卡因过敏者),受术者即刻有尿意,且注射局部皮肤无肿胀,表明穿刺成功,但需左、右侧分别灌注。③输精管精囊端加压注气试验,针管先抽吸无回血时,注入空气2毫升,受术者有强烈尿意,注射处无皮下气肿者,表明穿刺成功,也需要分别检测左侧或右侧。

通常注入药量为0.01毫升,注射时让助手将药液阻断于输精管穿刺点至针尖前端0.5厘米的范围,如此则药液凝固于约1.5厘米长的管腔内,日后若需施行输精管再通术时,仍可保留有足够长度的正常输精管。拔针后,在穿刺处要加压

3～5分钟，以防药液外溢形成痛性结节。

手术后的注意事项与输精管结扎术相同。由于不切开阴囊皮肤及剥离、剪断、结扎输精管，故术后发生出血、血肿或痛性结节的机会减少，但感染或附睾郁积症等并发症仍可能发生。

34. 什么是输精管可复性栓堵术？

输精管可复性栓堵术是输精管绝育术的一种，与输精管粘堵术同属于输精管注射药物的绝育方法。其适应证、禁忌证、操作步骤以及术中、术前、术后注意事项基本与输精管粘堵术相同，只是注射的药物不同。粘堵术注射的药物含石碳酸，它具有腐蚀性，除机械性堵塞作用之外，还通过引起输精管局部的无菌性炎症导致粘连，致使管腔完全闭塞，精子不能通过；而栓堵术注入的药物是聚醚型聚氨酯弹性体液体，注入输精管后迅速凝固，形成弹性栓子，仅起到机械闭塞输精管的作用。后者的优点是一旦需要恢复生育功能只要将栓子取出，即可达到输精管复通的目的，与输精管结扎术或粘堵术相比，更为方便。

输精管栓堵术在理论上讲有其优越性，但在临床实际应用中仍然存在一些问题，对其避孕效果及复孕率等也存有争议。

35. 什么是精囊灌注？它有什么作用？

在输精管绝育术后，无论采用结扎术、粘堵术或栓堵术，远端输精管或精囊中的残留精子可存留长达半年之久，术后3～4个月内仍可具有生育能力，还需采用避孕措施，通常需排精 10 次以上，个别需要 20～30 次以上，才能清除遗留的精子而发生节育效果。为缩短输精管绝育术后的生效时间，1958年吴阶平教授首先在输精管绝育术中采用精囊灌注法，即向输精管的远端灌注杀精子药液0.01%的醋酸苯汞，并收到了预期的效果，此后在临床上广泛地进行了研究与观察。采用的杀精子剂除0.01%醋酸苯汞外，还有10%维生素丙、1%普鲁卡因等。也有推崇采用1/3000新洁尔灭4毫升，分别缓慢、匀速灌注于左、右两侧精囊，认为它是行之有效的较为理想的药物，因除有较好的杀精子作用外，还具有刺激性小和一定的杀菌作用。

精囊灌注的注意事项是所用药液必须严格灭菌，注射过程也应遵循无菌操作，以防止发生副性腺感染。

精囊灌注后，个别病例在术后短期内可发生血精数次，一般不伴其它症状，也无需特殊处理。虽然施行精囊灌注法可杀灭残存精子，但术后仍需监测精液，直至无活动精子存在时再停止避孕，方为稳妥。

36. 输精管绝育术后应注意些什么？

输精管绝育术无论采用结扎术、粘堵术或栓堵术，术后均可能发生这种或那种问题，故在术前即应向受术者交待清楚，使其心中有数，从而取得密切配合。受术者对术后出现的暂时性问题能随时间延长而消失者，思想上不必有过多的顾虑；而有些异常情况则应及时就诊，及早解决。受术者应注意的事项如下：

（1）应遵循医嘱，术后观察1～2小时。粘堵术或栓堵术，一般观察1小时；而结扎术需要观察2小时。经检查手术局部无肿胀或出血时，才可离去。

（2）回去后，按医嘱服用抗生素及作好术后随诊。一旦发现伤口出血，阴囊胀痛、肿大或瘀血以及发热等均为异常情况，应及时就诊。伤口轻度疼痛则为正常现象。

（3）术后休息1周，半月内忌房事，避免重体力劳动和剧烈运动，如骑车、打球、赛跑、挑担等。

（4）术中未作精囊灌注者，术后精子可残留长达4～6个月之久，故仍应坚持避孕，可每1～2个月监测精液1次，直到确认无精子时方可停止避孕。即使曾行精囊灌注者，术后也应监测精液，确认无活动精子时方可停止避孕。

（5）术后开始恢复性生活时，手术局部可能感到疼痛不适，此乃是常见的情况，并非异常，不可有过重的思想负担。手术1个月后，若局部仍有疼痛或肿胀时则应就诊，以便及时解决。

37. 输精管绝育术后发生出血或血肿有什么表现？如何避免？

阴囊部位的血运丰富，结缔组织疏松，手术中损伤了血管或止血不彻底均可导致术后出血或发生血肿。这是输精管绝育术的一种并发症，一般多发生于术后24小时内。出血若能自切口或穿刺孔流出者为外出血，容易被受术者发现，从而得到及时处理；出血滞留在组织内，往往难以发现，出血缓慢者更不容易引起注意。常见的出血或血肿及其临床表现如下：

（1）阴囊出血或血肿：阴囊出血是阴囊皮下小血管断裂或切口止血不彻底而发生的渗血浸入皮下组织所致。开始时皮下瘀斑呈紫红色，尔后转为青紫色，此种出血量较少。由于常伴有切口的出血，容易被受术者发现而就医。阴囊血肿多是较大的血管断裂引起，多发生于输精管结扎术后。最常见的是输精管动脉破裂，术中止血又不彻底所致。由于出血量较多，速度较快，大都能在术后2小时的观察过程中被医务人员发现。受术者可感觉阴囊胀痛，检查时发现阴囊部有肿块或阴囊增大，皮肤可呈青紫色，重者阴茎、会阴或腹股沟等处也可出现皮下瘀血、肿胀。若出血量多的又未及时发现时可引起休克，表现为肤色苍白、出冷汗、心悸、口渴、表情淡漠、脉搏快而弱及血压下降等。

（2）精索血肿：多因输精管断端及其周围组织中的细小血管损伤，渗血积存于精索的鞘膜内，形成限局性、张力较高的梭形肿块，边界常较清楚，表面光滑，有轻度压痛，并可随精索而活动。部分病例亦可同时伴有阴囊皮肤的瘀血。

发生出血或血肿，重者需再次手术；轻者也将延迟术后康复时间；还易并发感染，形成粘连，给受术者带来痛苦。因此，应强调以预防为主，即术前严格掌握手术的适应证与禁忌证；术中操作仔细，止血彻底，则这类并发症是可以避免的。还要向受术者交待正常术后过程，一旦出现反常现象，便能及时察觉就医；医务人员则应认真负责地观察术后2小时的反应，以助于及早发现异常，及早处理，从而减轻其危害性。

38. 输精管绝育术后发生了出血或血肿怎么办？

输精管绝育术后局部发生出血或血肿是手术的一种并发症，需积极地进行治疗。治疗的原则是止血或促进积血吸收及预防感染以减少组织粘连。治疗方法依出血多少、部位等不同而异，分述于下：

（1）阴囊出血或血肿：阴囊皮下瘀血，一般无需特殊处理。瘀血范围大者可给予热敷及抗生素预防感染；出血较活跃者，可先试用局部压迫止血，无效时作阴囊全层缝合止血；出血量多，阴囊迅速增大时，应及时切开止血。已静止的较大血肿，应手术清除积血，以防发生继发感染或日后形成严重的瘢痕粘连；若血肿较小，可在48小时后进行热敷，72小时后行血肿穿刺将液体吸出，并注入透明质酸酶1500单位；还可配合糜蛋白酶5毫克，肌肉注射，每日1次，连续10次，以促进血肿吸收，必须同时应用足量、有效的抗生素预防继发感染。

（2）精索血肿：术后早期可用四头带加压包扎，局部冷敷，严密观察其发展。血肿若不断增大，即应切开清除积血并止血，同时给予抗生素预防感染。出血静止72小时后，可行血肿穿刺抽吸出积液，还可向其中注入透明质酸酶1500单位，加速积血吸收，并予以局部热敷及抗生素预防感染。

39. 什么是痛性结节？有办法治疗吗？

痛性结节是输精管绝育术后的又一种并发症，常见于输精管结扎术后，亦可见于输精管粘堵术后。结扎部位由于组织反应，可形成小结节，一般无自觉症状。若在手术1个月后，结扎或粘堵处仍感疼痛，局部可扪及有触痛的结节时称为痛性结节。

痛性结节的形成与下述因素有关：①精子肉芽肿，系由于结扎线的松紧不当，致使精子从结扎断端溢出，从而引起慢性炎症。②异物肉芽肿，常因结扎用线过粗或遗留的线头过多，引起局部组织的异物反应。③感染性肉芽肿，因输精管断端感染所致。④精索神经纤维瘤，由于术中输精管分离不够彻底，以致将部分精索的神经纤维一并扎入。⑤瘢痕粘连，由于输精管分离过多、粘堵药物注射在输精管外或因术后血肿引起。若能严格掌握手术适应证与禁忌证，作好术前准备工作，术中注意无菌操作，提高手术水平，在很大程度上可以预防痛性结节的发生。

痛性结节一旦发生后，可采取下列方法进行治疗：

（1）感染性痛性结节：急性期应注意休息，暂免房事，应用抗生素控制感染；慢性期可行局部封闭治疗。常用药物为庆大霉素 4 万～8 万单位，加醋酸强的松龙 12.5 毫克或 1% 普鲁卡因 3 毫升（过敏者可用利多卡因），还可加入糜蛋白酶 5 毫克。注意需将药液注射在结节的四周，切忌注入结节内，以防炎症扩散，加重病情。通常每周注射 1 次，共 3～5 次。症状顽固，多方治疗不奏效者，且急性炎症已得到控制时可行手术切除结节。

（2）非感染性痛性结节：一般采用理疗及局部封闭治疗，不需加抗生素。若确定输精管残端已与阴囊壁发生粘连时，亦应行手术治疗。

40. 什么是附睾郁积症？有办法治疗吗？

输精管绝育术后近期内，由于精子、睾网液及附睾液不能排出而滞留于附睾内，引起阴囊胀痛、附睾肿大并有压痛，称为附睾郁积症。它是一种较为常见的并发症，可分为下述 2 种情况：①患者自觉轻度阴囊疼痛，于劳累、久立、行走或房事后症状加重。双侧附睾呈均匀性肿大，有一定弹性，表面光滑，与周围组织无粘连，压痛较轻，近附睾端的输精管扩张、质软，与精索无粘连，此种情况属于单纯性附睾郁积症。②在单纯性附睾郁积症的基础上伴发感染。患者自觉疼痛加重，检查时发现附睾肿大、质硬，弹性感消失，表面光滑或高低不平，并可与周围组织发生粘连，压痛明显，附睾端的输精管增粗、质硬，可与精索粘连，此为附睾炎伴发郁积。

单纯性附睾郁积症的治疗包括：①使用阴囊托支持阴囊，有助于改善局部的血液循环，增强附睾的吸收功能，促进积液的消退，从而减轻疼痛与下坠感。②局部理疗、微波、超短波或红外线均可应用。理疗除可改善局部的血液循环，减轻症状外，还可抑制精子的产生。③个别症状顽固，治疗无效者需行输精管再通术。

术中注意无菌操作，避免损伤过多的组织，止血彻底；术后使用阴囊托，避免房事过度等，有可能减轻附睾郁积的症状，并防止发生附睾炎伴发郁积。

41. 输精管绝育术失败的原因是什么？怎样补救？

输精管绝育术仍有极少数失败的病例，从而导致术后其妻子再孕。究其原因，不外下述几种可能：

（1）输精管复通：结扎术后复通的原因可能是：①输精管切除的长度不够。②扎线过紧，将输精管切断，两断端再愈合；扎线过松，内腔仍可容精子通过。并偶见有扎线松脱者。③输精管的一端形成精子肉芽肿，并与另端沟通；或粘堵术、栓堵术后，输精管腔闭塞不完全。

（2）输精管结扎或穿刺失误：误扎了其它组织，却未扎上输精管；或将药物误注它处。因此，要求术者必须熟悉精索、输精管的解剖，术中要仔细辨认输精管，确认无疑后才可施行手术。

（3）输精管畸形：正常时，输精管左、右各有1条，偶遇双重输精管或有迷走管者，虽已结扎或闭塞了2条，但精子仍可经其它通道排出。

（4）术后残余精子：未采用精囊灌注者，术后远端输精管或精囊中的精子可存留长达 4～6 个月，一般需经 10 次以上排精方可排尽。故术后应坚持避孕 3～4 个月，并应每 1～2 个月监测精液 1 次，确认无精子存在，方可停止避孕。

为降低输精管绝育术的失败率，一方面要提高手术操作水平；另一方面要加强术后近期的避孕指导。

失败再孕者，女方可行人工流产术。为寻找失败的原因，男方应进行精液检查，必要时定期复查，如为残余精子，其数量应逐渐减少，乃至消失；若不减少，并持续有多量精子时，应考虑为手术失败，可根据受术者具体情况及其意愿，再次手术或采用其它避孕措施。

42. 输精管绝育术对睾丸功能有影响吗？

睾丸主要有下述两方面的功能，一是生精上皮产生精子，维持生育功能；二是间质细胞分泌雄性激素——睾酮，这是一种男性内分泌素，直接进入血流而分布全身，以维持男性的第二性征及正常的性功能。

输精管绝育术，无论是采用结扎或是闭塞方法，只要按操作规程进行，不损伤局部血运，术后仅是阻断了精子输出的通路，睾丸曲细精管仍保留正常的生精功能，所产生的精子及睾网液流入附睾，可被重新吸收，即使近期内可能发生附睾郁积症，待睾网液及附睾液的分泌与吸收重新建立平衡后，郁积症状会随之减轻乃至消失。临床观察资料证明，结扎术后 15～20 年后，再行输精管吻合术，仍能在精液中找到活动的精子，并恢复生育力，表明输精管绝育手术并未损害睾丸的生精功能。

输精管绝育术后，内分泌变化的研究发现，促卵泡素、黄体生成素、睾酮、雌二醇、泌乳素等均在正常范围。有报告术后近期有睾酮增高或降低及黄体生成素水平增高者，可能与局部组织损伤或手术应激等有关，通常在术后半年都能恢复正常。大量的研究资料表明，输精管绝育术不干扰下丘脑-垂体-睾丸轴的功能。

43. 输精管绝育术后对性功能有影响吗？

首先应了解男子正常性功能是一个复杂的心理、生理过程，受脊髓和高级神经中枢以及内分泌系统的共同协调控制，其中大脑皮层性条件反射起着主导作用。正常成年男子在受到有关性的刺激，包括视、触、嗅、听等感觉，情欲观念或生殖器局部的刺激，自然会产生性要求，即性欲。继之海绵体充血膨大，阴茎勃起变硬，得以插入女方的阴道进行性交。性交过程中，来自肉体及精神的刺激引起中枢神经系统的高度兴奋，表现局部血管充血及肌肉紧张度增加而达到性欲高潮即性快感，此时输精管壶腹部及精囊发生痉挛性收缩，盆腔骨骼肌也同步收缩，致使精液自尿道射出，尔后兴奋性消退，阴茎松软，全过程约为10～20分钟。

性功能障碍的表现：①性欲异常，包括无性欲、持续性憎恶性生活或性欲低下。②阴茎勃起异常，以阳痿为常见。③射精障碍。上述异常可引起性生活不和谐，不完善或不能将精液射入女方阴道。

输精管绝育术已被证明并不干扰内分泌功能，也不影响副性腺的分泌，按理说它不会导致性功能障碍。不容忽视的是，有些受术者对手术缺乏正确的认识，存在沉重的思想负担，或并非自愿施术。这些精神因素或心理障碍则可导致术后发生上述不同程度的性功能障碍。若能在术前详细向受术者夫妇交待手术情况，解除思想负担，使受术者确系自愿施行手术，而决不是强行，则在很大程度上可以预防性功能障碍的发生。

44. 输精管绝育术后还能恢复生育力吗？

男子行输精管绝育术后，因子女患病、发生意外伤亡，或因丧偶、离异而再婚，需要恢复生育力时，可施行输精管吻合术，俗称再通术。由于原来结扎术或粘堵术仅是剪断、切除或损伤了极少的一段输精管，剩余部分游离、再接通的可能性很大。至于栓堵术，只要将栓子取出，即可达到输精管复通。如果睾丸、附睾的功能正常，远端输精管仍通畅，则多可恢复生育能力。

再通术成功的关键：①能顺利地游离输精管，切除瘢痕后仍能留下足够的长度，不致因张力过大影响吻合处的愈合。②远端输精管必须通畅，如术中注入生理盐水2～3毫升时无明显阻力；或注入染料后，尿液着色，均表明该段管腔通畅。③近附睾端输精管流出的液体中有活动的精子，或穿刺附睾能获得含活动精子的附睾液。具备上述条件时，进行输精管端端吻合或输精管附睾吻合术才有意义。输精管绝育术后发生血肿、感染或精子肉芽肿等并发症者进行输精管吻合术时将遇到困难，并影响其成功率。

目前，普遍采用显微外科技术进行操作，可减少组织损伤，有助于修复的成功。通常复通率可以达到95%，但经长期随访，妊娠率仅为75%。

术后精子出现的时候，早则1个月，晚者可在0.5～1年，因此早期无精子还不能认为是手术失败。

当精子出现而妻子未能受孕者，可能有多方面的原因，应进行不孕症的详细检查。值得提出的是，有报道说，在输精管结扎术后有50％以上的病例的血清中出现抗精子抗体，它也可能是干扰受孕的因素之一。

45. 什么是体外排精避孕法？

在性交时，当男子有射精感的时候，将阴茎及时从阴道内抽出，从而将精液排在阴道外，使精子不能进入阴道，与卵子无法相遇，来达到避孕的目的，这种避孕方法叫体外排精避孕法。

体外排精避孕法的优点是简便，不需要任何避孕工具，因而亦无某些避孕方法所带来的副作用，正确采用该法也可获得避孕效果。但其缺点也很多，首先是失败率较高。由于在男子射精前已有少量精液流入阴道，或阴茎不能在射精前及时抽出，一部分精液已经射出。上述两种情况均可导致避孕失败而怀孕。其次，此法是在性高潮时中断性交，同时精神较紧张，有可能影响性交的快感。因此，它不宜推广或长期使用。

少数男子如自我控制能力较强，可先带上避孕套练习数次，在射精前将阴茎抽出而无精液排出时，则可正式采用体外排精避孕法。

46. 什么是会阴尿道压迫避孕法？

会阴尿道压迫避孕法是当男子性交快要射精时，用左手食指和中指两个指头，紧紧压住肛门和阴囊之间的部位，持续1分钟左右，在被手指压迫的地方完全停止搏动后，再将手指放开。由于手指压迫部位为尿道，压迫后可使尿道分成前后两个部分，暂时不通，这样射出的精液集中在尿道后部，并被挤入膀胱内随尿液排出，精液未进入女方的阴道，自然不能受孕，从而达到避孕的目的。

这种避孕方法的优点是简便，不需要任何避孕工具。但方法不易掌握，因压迫部位不准，或时间不当，均可使精液流入尿道而导致避孕失败，只有少数能熟练地掌握此法技巧的男子方可采用，因此不宜推广，或最好不用。

47. 男用物理避孕法有哪几种？怎样使用？

物理避孕法是利用热效应或热外效应来抑制睾丸的生精作用而达到避孕目的的，其原理基于睾丸产生精子需低于体温的环境，因此，应用某些物理方法干扰阴囊温度的调节，提高阴囊周围的温度，可不利于精子的生成。

物理避孕法常用的有微波、超声、激光、温水浴及红外线照射等。

微波是一种高频电磁波，可产生较大且穿透力强的热能，照射于阴囊部可明显提高其温度，能干扰睾丸曲精上皮细胞的功能，阻止精子的生成。它的有效率可达98％左右，无明显副作用，对男子性功能无影响，停用后精子很快恢复至正常。

超声可通过其产生的热能及机械振荡作用干扰细胞功能及人体的新陈代谢，用于阴囊则可影响其生精功能。

激光可由于光能转变为热能而使温度升高，同样可干扰睾丸生精功能。

其它如温水浴等物理避孕法亦有一定避孕效果。总的来说，物理避孕法虽有一定避孕效果，但其真正的实用价值还有待于开发。

三、女性避孕方法

48. 什么是女用口服避孕药？其主要成分是什么？

女用口服避孕药的发现、应用及改进是国内外学者长期的研究成果。从 30 年代开始先后发现孕激素、雌激素，合称为甾体激素，经临床试验证实，甾体激素有抑制排卵作用。以后又用人工合成了甾体激素，并从 1956 年起，国外将之开始试用于临床，1960 年批准用作避孕药。我国自 60 年代开始研制使用以来，已有很大的发展，从短效药到长效药，从口服药到针剂，有复方的也有单方的，并根据我国妇女的具体情况，首创低剂量片，品种不断增加，方法也逐步简便，接近和达到世界先进水平。

实践证明，女用避孕药的避孕效果可达 99.9% 以上，是一种简便、高效、经济和安全的避孕方法，尤其因为它的避孕效果是可逆的，停用后能很快恢复排卵和受孕，适用于年轻的育龄妇女，并深受广大妇女的欢迎。据统计，目前全世界有 1 亿以上的妇女应用口服避孕药。

目前国内外广泛应用的女用口服避孕药大都是人工合成的雌激素、孕激素和睾酮等甾体激素，它们和妇女体内天然存在的雌激素和孕激素相类似，虽然品种繁多，但是多以雌、孕激素复合剂为主，也有单方孕激素制剂。

49. 女用口服避孕药有哪些种类?

女用口服避孕药有多种不同的分类方法:

按其组成成分,可分为以雌激素为主或以孕激素为主的两大类甾体避孕药。

按其作用时间,可分为短效、长效、速效等三类。

按其剂型,可分为:①糖衣片,有效成分在糖衣中,因此药片宜保持干燥,防止受潮后剂量不足。②滴丸,药物稀释于明胶溶液中,滴凝成丸,服药后溶解缓慢,在肠道内逐渐吸收,可减少胃肠反应。③纸型片,用纸吸附药物或将药物涂布于可溶性纸上,是我国首创的新剂型,包装、运输及携带方便。

此外,不是口服的有避孕针、缓慢释放系统如皮下埋植剂,阴道药环等。

50. 女用口服避孕药的作用原理是什么?

应用人工合成的雌、孕激素避孕药,其避孕原理主要有以下几个方面:

(1)抑制卵巢排卵:女性性成熟后,在丘脑下部、脑垂体和卵巢三者的相互作用控制下,每月从卵巢排出 1 个卵子。丘脑下部分泌促性腺激素释放激素作用于脑垂体,使脑垂体分泌促性腺激素,包括促卵泡素和促黄体生成素。在后两种激素的协同作用下,卵巢里的卵泡发育成熟和排出卵子,并且分泌雌激素和孕激素。而卵巢产生的性激素又反过来作用于丘脑下部和脑垂体,影响它们的激素分泌功能。当女性激素增多时,就会通过丘脑下部抑制或减少脑垂体分泌促性腺激素。一旦促性腺激素被抑制或减少,卵巢里的卵泡就不会发育成熟和排卵。避孕药均为外源性的性激素，进入体内通过抑制丘脑下部的促性腺激素释放激素的分泌，从而抑制垂体促卵泡素及黄体生成素的分泌，也就抑制了卵泡的发育成熟和排卵，从而起到了避孕作用。

（2）宫颈粘液的改变：子宫颈的腺体在女性激素的影响下分泌粘液，因而也随月经周期而变化。在月经刚完时，体内雌激素还少，宫颈粘液的量也较少；当接近排卵期时，体内的雌激素达到高峰，受其影响，宫颈粘液较多，稀薄而透明，有利于精子的通过和保护精子的活力；排卵后，卵巢分泌孕激素，在其影响下，宫颈分泌的粘液变成粘稠而不透明，这样的宫颈粘液不利于精子穿过。使用避孕药后，宫颈腺体受药物中孕激素的影响，也变为粘稠，不利于精子通过，从而起到避孕作用。

（3）子宫内膜形态的改变：子宫内膜在月经周期中受雌激素和孕激素的影响，周期性地改变形态。雌激素使子宫内膜的腺体增殖，而孕激素的作用是使已经增殖的腺体分泌，为孕卵着床做好准备。服用避孕药后抑制了卵巢的排卵和分泌雌、孕激素的功能，而避孕药所含的外源性雌、孕激素虽然也能作用于子宫内膜，但是它不像自然月经周期中有规律性的激素分泌，以致子宫内膜不能像正常月经周期那样增殖、分泌，表现为子宫内膜较薄，腺体少，而且分泌也不好，这样发育不良的子宫内膜是无法接受受精卵着床的。

（4）改变输卵管的正常蠕动：输卵管的蠕动受性激素的影响而有周期性变化，以利于精子、卵子和受精卵的运行。避孕药中的雌激素可以加速输卵管的运动，孕激素对输卵管上皮的纤毛及分泌细胞有影响，使卵子和精子的运行有所改变，使受精卵在输卵管中的运行加快。这样当受精卵进入宫腔时，子宫内膜的发育尚未成熟，未达到同步发育，不利于着床，因而起到了避孕作用。

（5）影响精子的获能：由于药物影响了宫颈、宫腔、输卵管组织的生化及生理功能，也就影响了精子的获能。

以上为避孕药在各环节中发挥避孕作用的基本原理。不同品种的药物其作用有所侧重，如短效药以抑制排卵为主，探亲药则以改变宫颈粘液、改变子宫内膜形态为主。

51. 哪些是女用口服避孕药的适应证和禁忌证？

适应证：凡是身体健康、愿意避孕的育龄妇女无禁忌证者，都可以采用避孕药避孕。

禁忌证：

（1）患有急、慢性肝炎，肾炎者，为避免药物对肝脏及肾脏的影响，患病期间禁用避孕药。既往有肝、肾疾病史，目前肝肾功能恢复正常者应在医生指导下应用。妊娠期有黄疸史者禁用。

（2）有脑血管意外、风湿性心脏病、充血性心力衰竭史或先天性高脂血症以及其它心血管疾病者禁用。

（3）患中、高度高血压者禁用；妊娠时曾发生高血压或有高血压家族史者慎用；服药期间发生高血压者应停药。

（4）患有栓塞性血管病及血液病者禁用。

（5）患糖尿病、甲状腺功能亢进者不用；生过巨大婴儿、过分肥胖或有糖尿病家族史者为避免诱发糖尿病，最好不用。

（6）恶性肿瘤、子宫肌瘤、乳房肿瘤患者不用。

（7）年龄超过 40 岁者慎用，伴吸烟者不用，因可能增加心、脑血管疾病的危险性。

（8）哺乳期 6 个月之内者不宜用，因可引起乳汁减少。继续哺乳者亦最好不采用甾体避孕药避孕。

（9）服避孕药期间发生偏头痛、癫痫加重或精神抑郁者应停药。

（10）月经不规则、月经稀少、月经量少、易发生闭经者及不明原因的子宫异常出血者不用。

（11）正在服用降低避孕效果的药物或避孕药可影响正在服用药物的疗效时，应改用其它避孕手段。

52. 服用女用口服避孕药之前应做什么准备工作？

凡是需长期服用口服避孕药者，最好到医院妇科门诊检查，包括作全身检查，如心、肺、肝、脾、乳房、血压等；妇科检查，如子宫及附件；实验室检查：除血、尿常规外，还须查肝、肾功能、血糖、血脂等。有条件时还要做宫颈防癌涂片及妇科 B 超检查等。

医生综合病史、体检及化验等结果，决定能否服用避孕药，服哪一种药并详细交代服药的方法，注意事项及可能产生的副作用等。

服用避孕药期间如出现异常情况，应到医院咨询。

服药 1 年以上还需到医院重复检查。

53. 如何服用短效口服避孕药？

目前国内常用的短效口服避孕药有以下 3 种（表 1）

表1　短效口服避孕药

药　　名	成　　分		剂　　型
	雌激素含量（毫克/片）	孕激素含量（毫克/片）	
复方炔诺酮Ⅰ号	炔雌醇0.03	炔诺酮0.3	片剂
复方甲地孕酮Ⅱ号	0.03	0.3	
复方18-甲基炔诺酮	0.03	0.3	滴丸

注：此药量为原剂量的1/8

短效口服避孕药是国内外使用最早、最广、最成熟的一类避孕药。这类避孕药多由雌激素和孕激素2种配合组成。其优点是避孕效率高，平均达99.96%，上述的剂量为减量，故副作用小。

这3种短效口服药都是用同一种雌激素炔雌醇和不同的孕激素配伍，所以它们的服用方法都是一样的。最常用的周期服法：从月经开始的第5天起，每晚服用1片，连服22天，中间不能忘服，大约在停药1周内来月经，从这次月经的第5天起再开始服第2周期的药。

服用时的注意事项：

（1）如为糖衣片，则药物主要在糖衣上，要检查糖衣是否完整，受潮、变形、破损的药片不可服用，否则剂量不足，可造成失败。

（2）如果当天忘记服药，应在次晨或12小时内补服1片，否则容易导致避孕失败。

（3）如果服药期间夫妇一方短期外出，仍需坚持服完22天，否则中途停药可造成避孕失败或因激素撤退打乱月经周期而出血。

（4）在服避孕药过程中，应记住所服药物的名称，不能随意中途更换。

（5）服用第1周期停药7天不来月经者，可在第7天开始服用下一周期药，如第2周期停药后仍闭经，则应在医生指导下考虑换药或停用避孕药。

（6）哺乳期闭经准备停止哺乳而用避孕药者，可先用黄体酮撤退来经后服药或任选一天开始，然后连服22天，停药来经后接着服第2周期的药物。

54. 如何服用长效口服避孕药？

长效口服避孕药是由长效雌激素——炔雌醚和不同的孕激素合成，主要利用炔雌醚从胃肠道吸收后贮藏在体内脂肪组织中，以后缓慢释放而达到长效避孕作用。由于是长效，只需每月服用1片就可达到避孕1个月的目的。

虽然国内研制的长效避孕药有3种，但目前最常用的是复方长效18-甲基炔诺酮。它是由炔雌醚2毫克和18-甲基炔诺酮10毫克配伍而成，为了减少药物的副作用，把2种药物的剂量均减少，也就是减量复方长效18-甲基炔诺酮。其有效率为96%左右。

它的服法和短效的不一样，开始第1个月在来月经的第5天服1片药，5天后（即来月经的第10天）服第2片药，这片药主要是增加体内药物的浓度以防止失败，以后按第1片的服药日期每月固定服药1片。因此只要记住第1片服用的日子即可。一般在服药7～10天左右来月经，个别人有时发生闭经。如闭经1个月可仍按服药日期继续服药；如闭经两个月以上最好找医生处理。其具体服法见表2：

表 2　减量复方长效口服避孕药服法

7　　　月

日	一	二	三	四	五	六
	1	2	3̶	4̶	5̶	6̶
⑦ 第1片	8	9	10	11	⑫ 第2片	13
14	15	16	17	18	19	20
21	22	23	24	25	26	27
28	29	30	31			

8　　　月

日	一	二	三	四	五	六
			1	2	3	
4	5	6	⑦ 第3片	8	9	10
11	12	13	14	15	16	17
18	19	20	21	22	23	24
25	26	27	28	29	30	

注：×为月经日

　　○为服药日

此例固定服药日为每月7号。

长效药的服药日期固定，每月1次，计划生育工作人员可以按日期发药，容易管理。

55. 女用避孕药有哪些副作用？如何防治？

避孕药虽然使用简便，效果也好，但和其它避孕措施一样，对少部分妇女会产生一定的副作用。这些副作用都是由于避孕药中雌、孕激素的含量对有些妇女显得过多或过少而引起的。正常妇女体内的雌、孕激素在丘脑下部、脑垂体和卵巢三者的相互影响下处于平衡状态，故不产生症状。应用避孕药时，药物中激素的含量和大多数妇女自身产生的激素量相近似，也可不产生任何症状。但对某些妇女来说，药物中激素的含量可能显得过多或过少，便会产生相应的各种症状。无论短效、长效、速效等避孕药，其副作用大致有以下几种：

(1) 类早孕反应：少数人服药后可出现恶心、呕吐、头晕、食欲不振、困倦等类似早期妊娠的反应，短效的作用轻些，长效的在服药最初 2～3 个月的发生率高些。这些反应是由于避孕药中雌激素的影响所致，一般在口服短效避孕药 5～6 小时或口服长效避孕药 12 小时出现。防治方法：①短效避孕药在睡前服；长效避孕药在中午服用。这样当恶心、头晕等反应发生时正好在熟睡中。服药 2～3 个月后，机体可逐渐适应，反应消失，不必治疗。②一般可加服维生素 B_6 10 毫克或维生素 C 100 毫克，每日 3 次，以缓解症状。③反应重者可于服避孕药时加服 1 片副反应抑制片，每片含奋乃静 2 毫克、维生素 B_6 及咖啡因各 30 毫克。

(2) 皮肤褐斑：在服药时间较长者中，有的妇女脸颊部可能出现像怀孕时那样的蝴蝶斑，这是雌、孕激素引起的色素沉着。妊娠期已有色素沉着的人用避孕药后容易发生，并且与日光照射有关。防治方法：①有色素沉着倾向的人，可选用低剂量或含雌激素量低者，如 I 号药。②避免过度日晒，涂防晒膏。③症状严重者停药，色素斑有可能消退。

(3) 白带增多：一般在用药 2～3 个月后其发生率增高，这是由于药物中的雌激素使宫颈腺体分泌增加所致。白带为无色、透明、稀薄的水样液体，对身体健康无影响，一般不需治疗；或可服用止带片、八珍汤等，有一定疗效。如觉不适，可加用甲基睾丸素以对抗雌激素的作用。

（4）体重增加：少数人在服避孕药期间体重增加，一般为暂时性，停药后大多能恢复正常。防治方法：①服药后产生水肿者要选用雌激素含量少的避孕药，如复方18-甲基炔诺酮或Ⅰ号片。②单纯体重增加无水肿者，选用Ⅱ号片。③体重增加明显者，停药观察。

（5）精神抑郁：因避孕药干扰色氨酸代谢，少数人在服药期间可发生精神抑郁，应停药观察并适当应用抗抑郁药治疗。

（6）药物性皮疹：可表现为结节性红斑样丘疹、疱疹或单纯皮疹，可有痒感。应选用低剂量避孕片及对症治疗，加用抗过敏剂及皮科外用药。严重者停药。

（7）血压升高：以长效避孕药多见。正常血压者服药后仅少数人血压增高，约占4%；原有高血压者，服药后血压进一步增高者约占20%。如发现有血压升高宜停药。

56. 服女用避孕药后常见的月经变化有哪些？

服女用避孕药，尤其是短效口服避孕药后，对月经一般没有什么影响。如能严格按照规定服药，服药后多数妇女都能调整月经周期，使月经规则，减少经血量，缩短行经日数，减轻或治愈痛经及经前期紧张症。所以对患月经不调、经量过多或痛经的妇女，服药后不仅能避孕，还能起到治疗的作用。但因不同的药物品种、剂量和个体差异，服药后有的妇女会有一些月经变化。常见的月经变化有以下几种：

（1）阴道不规则出血：这种不按月经周期的阴道出血叫

突破性出血。原因可能是在服短效口服药时，有漏服或药片受潮、糖衣剥脱而影响剂量，由于药量不足，子宫内膜部分脱落所致；另一种原因是个别妇女虽按常规剂量服药，药量仍不足，不能维持子宫内膜的增长，部分内膜脱落而出血。出血往往呈点滴状，淋沥不尽，和正常月经不同。故服短效药者首先应检查药片是否完好，有无漏服。排除这个原因后，如出血发生在服药的前半期，说明是由于雌激素量不足所引起，可以从出血之日起每日加服炔雌醇糖衣片1片，和避孕药同时服，到第22日停药；或每日服2片避孕药，以增加雌激素的量，使子宫内膜能重新生长而达到止血的目的。如出血发生在服药的后半期，是孕激素量不足，可改用含孕激素量大些的药，如避孕药Ⅱ号。如果突破性出血发生在服复方口服避孕药的同时，可加服炔雌醚1片，即可提高雌激素的水平而止血。

在用单方孕激素的长效避孕药（针剂或埋植剂）时，突破性出血的发生率比复方避孕药要高。例如在使用阴道环、埋植剂及甲孕酮避孕针的妇女中，常有20%～30%的人会有不规则阴道出血，但随着使用时间的延长，可逐步好转。如果出血不能控制，可以停药或加用雌激素，均可止血。

（2）月经量过多，经期长：原因是孕激素不足，不成熟的子宫内膜不能顺利剥脱，使经期延长；或类似功能性子宫出血或雌激素过高，使子宫内膜增生过长所致。其处理原则如下：①止血：炔诺酮、丙酸睾丸酮、避孕药Ⅰ号、黄体酮等药物均可酌情采用，必要时刮宫止血。②调整药量：如系激素不足，可增加药物剂量；如雌激素过高，则应减量。

（3）月经周期过短：因雌激素不足，不能维持子宫内膜生长，使之提前剥脱，可增加避孕药服用天数。

（4）经量过少或闭经：可因雌激素量低，使子宫内膜变薄、萎缩；体内雌激素水平过高，使子宫内膜增生过长，而激素短时间内不撤退，内膜不萎缩不剥脱；或避孕药使下丘脑-垂体-卵巢轴功能失调引起。

经量减少不到1/2者可不作处理。闭经2个周期以内者，应排除早孕，可继续观察；闭经2个周期以上者，应停药，采取其它避孕措施。一般在停药3个月以内，绝大部分人能自行恢复月经。如仍不来月经，可采用黄体酮撤退、人工周期等方法纠正；如停药后长期月经过稀或闭经，可考虑应用氯蔗酚、绒毛膜促性腺激素等药物诱发排卵，使恢复正常周期，以上药物可用3～6个周期。

57. 女用避孕药与其它药物有何相互影响？

药物的相互影响是指2种以上的药物合并或先后使用时所产生的药物作用与效应的变化，这种变化可以是药物作用的增强或减弱，也可以表现为作用发生的快慢，作用持久性的延长或缩短。

影响避孕药效果的药物

（1）抗结核药：利福平是一种较强的肝脏微粒体酶诱导剂，它能加速避孕药的代谢，导致避孕效果降低或失效，且可能发生阴道不规则出血。

（2）抗生素：氯霉素、氨基苄青霉素和其它广谱抗生素抑制肠道内细菌生长繁殖，使葡萄糖醛酸酶下降，干扰甾体激素结合物的水解和肝肠循环，使甾体激素排泄加速，降低其在血浆中的浓度从而降低避孕效果，而且增加突破性阴道出血的发生率。

（3）抗真菌药：灰黄霉素亦可能降低避孕药的作用。

（4）抗癫痫药：苯巴比妥、苯妥英钠等均可促进避孕药的肝内代谢，导致避孕失败和使阴道不规则出血率增高。

（5）解热镇痛药及镇静药：氨基比林、非那西汀等镇痛药与眠尔通、利眠宁等安定药，它们可能是微粒体酶的诱导剂，能促进避孕药代谢而降低其避孕作用。

服用上述药物时必须加大避孕药用量，停用上述药物后仍应使用较大剂量的避孕药4～8周，以防避孕失败。

（6）维生素C：因增加炔雌醇生物利用度，故可以增强避孕药的作用。

（7）三环类抗抑郁药：阿密替林、丙咪嗪可与避孕药在肝脏竞争共同的代谢酶，加强避孕药的作用和副作用。

受避孕药影响的药物

（1）避孕药能使以下药物的药效增强：镇静药（如安定）、三环类抗抑郁药、皮质类固醇、氨茶碱等，必须适当减量。

（2）避孕药能使以下药物的药效降低：降压药、抗凝血药、降血糖药。

58. 女用避孕药的安全性及其利弊如何？

（1）和肿瘤的关系：国内外大量流行病研究认为，避孕药能减少子宫内膜癌及卵巢癌的发生，对宫颈癌与乳腺癌发生的危险性没有总体影响，对乳腺良性肿瘤有保护作用。

（2）对代谢的影响：避孕药对糖、蛋白质、脂肪代谢都有一定的影响。因为它可使糖耐量降低，所以糖尿病、隐性糖尿病及有糖尿病家族史者最好不用。避孕药能使脂蛋白水平增高，对心血管疾病不利，可促使血压升高、动脉硬化，所以高血压及高血脂者不宜服用。

（3）和血栓性疾病的关系：避孕药可使凝血因子增高，主要是雌激素的作用，雌激素用量高则血栓性疾病发生的危险性增加。

（4）对血压的影响：国外报道，血压正常的妇女长期应用口服避孕药后，个别人血压升高较为明显。

（5）与肝、胆疾病的关系：少数人可引起暂时性肝功能异常；极少数人可出现黄疸、瘙痒症；由于药物影响胆汁排泄功能，故长期用药可促使胆石形成。国外报道，服避孕药组的胆囊炎发生率及胆石症发生率均较对照组为高。

（6）与子代健康的关系：国外大量流行病学调查发现，停服避孕药后短期内妊娠者，胎儿畸形率未见增加，但自然流产中胎儿染色体异常的发生率可增高。亦有报道，受孕期用药可能增加胎儿先天性畸形的发生率。因此，为安全计，用避孕药失败而妊娠者以作人工流产为宜。停用口服避孕药者最好在半年后再妊娠。

（7）对生育力的影响：停用口服避孕药后，大多数妇女的月经于6～10周内恢复。约70%妇女在第1次月经周期中恢复排卵，3个月内排卵恢复率可达90%以上。继发性闭经与服药年限及年龄有关，服药4年内停药后闭经者不足3%。使用枸橼酸氯蔗酚胺治疗，可获得较好的月经恢复率和排卵反应率。有的妇女在停药后出现雌、孕激素水平高于服药前水平的反跳现象，更易受孕。

甾体避孕药自应用30余年来，已证实为一种效果可靠的避孕措施，能避免意外妊娠，减少与妊娠有关的并发症，防止宫外孕，减少盆腔炎的发生，对痛经、经前紧张症、缺铁性贫血、子宫内膜异位症均有治疗作用，对子宫内膜癌、卵巢癌及良性乳腺疾病均有保护作用。因此，应准确掌握其适应证及禁忌证，加强追踪观察，采取必要的措施，使之成为高效、安全的重要避孕方法。

59. 服用女用避孕药的注意事项有哪些？

注意事项如下：

（1）第1次服用避孕药时应详细询问服用者的病史并进行体格检查，以掌握适应证和禁忌证。

（2）避孕药的种类较多，每种药物的服法不同，要记住所用药物的服法以避免漏服。有的药物如探亲药按规定服14天，不能提前停药。

（3）有的药片成分主要在糖衣上，故宜保持药片干燥，如发现受潮、变色、磨损，不能服用，以免影响效果。此外，药物一定要保存在家中孩子取不到处，以免误服。

（4）为减少副作用，每天服药时间，短效避孕药在晚饭后或睡前服药，长效避孕药在午饭后服药，养成定时的服药习惯，可防止漏服。如有漏服，应在12小时内补服。

（5）如准备生育，最好停服避孕药后半年再怀孕，此期间可采用工具避孕。

（6）服避孕药期间改用其它节育方法，如绝育或放置宫内节育器，必须按周期服完避孕药，不能中途停止，以免阴道出血。

（7）长期服药者，定期进行乳房、盆腔脏器及宫颈防癌涂片检查。一般短效片服用3~4年，长效片服用1~2年后应停药2~3个月，改用其它避孕方法，待自然恢复月经后再继续服药为宜。

60. 如何服用探亲避孕药及速效避孕药?

有的夫妇两地分居，平时不需服药，在探亲时可服用探亲避孕药。此类避孕药不受月经周期的限制，在探亲前1天或当天开始服用，即可起到速效的避孕作用。它们的化学结构全为甾体化合物，其中除"53"号探亲避孕药外，均为人工合成孕激素。其避孕机理主要是改变宫颈粘液性能，引起子宫内膜功能的变化，因其药量比较大，所以作用快。其它如抗排卵，干扰受精卵和子宫内膜同步化等作用与短效口服避孕药相同。

虽然近年来我国研制的探亲药种类不少，但目前最常用的为以下两种：

(1)18甲探亲药：内只含18-甲基炔诺酮一种孕激素，没有雌激素。其避孕作用主要是在服药12小时就开始改变宫颈粘液的稠度，至16小时达高峰，使精子不能穿透进入宫腔，同时它还能改变子宫内膜的性能，使其不利于受精卵着床。有效率在99.9％以上。

服法：在探亲前天晚上开始服第1片，以后每天1片。如果在探亲当天服第1片，必须在第二天早上加服1片，以后每天1片，连服14天。待月经来潮后，再服用短效口服避孕药。如果探亲不足14天，也必须服满14片，否则停药后会导致撤退性出血。

(2)"53"号探亲药：主要成分是雌激素。其作用是引起子宫内膜的变化，使之不利于受精卵着床。有效率在99％以上。

服法：在探亲当天同房后服1片，第2天早上加服1片，以后每次同房后服1片。为了使避孕药在体内维持一定水平，使子宫内膜达到预定的变化，两次服药时间不能超过 3～4 天，也就是说即使 3～4 天内未同房，也须服 1 片，每次探亲期间至少服用 8～12 片。如果探亲期未服满 8 片，必须补足 8 片。如探亲未结束已服满 12 片，以后每次房事后仍需服 1 片，直到探亲结束。

近年来亦有应用米非司酮及米索作为房事后避孕药，但使用方法尚在研究中。

61. 什么是药物流产？

育龄妇女一旦月经逾期未来，不是月经延迟，就可能是怀孕了。不宜怀孕又尝过人工流产术滋味的人，想起手术就胆战心惊。即使是负压吸引人工流产术，虽具有手术时间短、术后阴道流血少、时间短等优点，但由于它也是器械性、盲目性的手术操作，有其不可避免的缺点和近远期并发症，如损伤、人工流产综合征、感染、继发不孕等，也不是终止妊娠的好手段。特别对一些有高危因素的早孕妇女，人工流产术就更加危险。因此，她们都希望有一种药，一吃即能催经止孕，免受手术之苦。

多年来国内外学者都在寻找一种抗早早孕及抗早孕药物的研究，期望单纯通过药物来引起流产，以代替吸宫术。在试用过的药物中有天花粉、芫花帖、前列腺素、米非司酮等。这些药物可通过不同途径，置于宫腔、阴道，或采用口服方式。由于它们能对抗黄体功能，对抗雌激素，抑制垂体和卵巢功能或直接作用于蜕膜滋养叶细胞，可促使流产，也就是通过药物而引起流产。

62. 药物流产的适应证和禁忌证是什么?

适应证

(1) 停经在 49~56 日以内,确诊为早孕,年龄在 40 岁以下而自愿要求结束妊娠的健康妇女。

(2) 不宜行手术流产的高危妊娠,如产后、近期剖宫产后、近期人工流产术后、连续多次人工流产、子宫位置不正常、生殖道畸形、有子宫穿孔史、有盆腔脊柱肢体畸形而不能采取膀胱截石位等。

(3) 对手术流产有恐惧心理的妇女。

禁忌证

(1) 米非司酮药物禁忌:内分泌疾病(如肾上腺疾病、糖尿病、甲状腺疾病等)、肝或肾功能异常、各种器官的良性或恶性肿瘤、血液病或血栓性疾病、高血压等。

(2) 前列腺素药物禁忌:心脏病、青光眼、哮喘、胃肠功能紊乱和过敏体质者。

(3) 带宫内节育器妊娠者。

(4) 可疑宫外孕者。

(5) 吸烟>10 支/日或嗜酒者。

(6) 距医疗单位较远,不能及时就医者。

63. 目前常用的药物流产的作用原理是什么?

在所试用过的抗早早孕及抗早孕药物中,有的是因为应用方法较繁琐,如天花粉、芫花帖等因需宫腔置药,副作用大或成功率低而逐渐被淘汰。80 年代初期法国首先推出一种抗孕酮的甾体药物 Ru486 即米非司酮,1985 年后我国也先后研制成功。米非司酮作为一种抗孕激素药,它还具有抗排卵、抗着床、扩张和软化宫颈的作用，但单独使用，其抗早孕效果也不理想，完全流产率仅有 60% 左右。后经国内外数万例的临床试验表明，该药物与小剂量前列腺素合并应用是当今最成功的抗早孕药物，可使早孕妇女的完全流产率达 90%～95%。下面分别介绍其作用原理：

米非司酮：主要作用为抗孕激素性能。

（1）作为孕酮拮抗剂，可代替天然孕酮作用于子宫内膜，占有内膜细胞的孕酮受体。

（2）抗孕酮作用导致蜕膜组织坏死，剥离出血，使黄体溶解，激发内源性前列腺素产生。

（3）作用于下丘脑和垂体，抑制促性腺激素分泌，也导致黄体溶解。

（4）促进宫颈胶原纤维的分解，软化宫颈。

（5）增强子宫肌肉对前列腺素的敏感性。

前列腺素：常用的有卡孕拴、米索前列醇。其作用原理如下：

（1）使子宫体部平滑肌收缩。

（2）子宫收缩后宫腔内压力升高，胎盘绒毛内血管收缩，局部缺氧，蜕膜组织坏死变性等早孕维持机理被破坏。

（3）宫颈胶原纤维的合成受抑制，宫颈松软，容易扩张。

（4）动物中观察到有溶解黄体作用。

以上两种药物配伍应用后起到抗着床、软化宫颈、促使宫缩而达到流产的目的，从而使药物流产成为一种简便、安全、有效、副作用少、痛苦少的流产方法。

64. 如何进行药物流产？

虽然药物流产有不少优点，但也有它的局限性及副作用，因此不能像感冒发热，自己到药房买几片 APC 吃那样简单，而且为了保证妇女健康，严格禁止在一般药房出售流产的药物，药物流产者必须在有条件的医疗机构中进行。

进行药物流产的程序如下：

（1）用药前严格筛选，包括询问病史，进行全身体检和妇科检查，作实验室检查，如尿妊娠试验、阴道清洁度、滴虫和霉菌、血常规和血型，必要时做 B 超检查。

（2）医生详细交待服药方法、药物疗效及可能出现的副作用，征得同意后方可用药。

（3）目前常用剂量：米非司酮用量为 150～200 毫克，可以顿服或分次于 3 天内服完。于第 3 天到医院加用前列腺素制剂：卡孕拴 1 毫克置于阴道内或米索前列醇 600 微克口服。在医院中观察 6 小时。

（4）流产过程中的监护：住院观察期间除注意血压、脉搏、药物副作用外，所排出的大小便均需保留在干净便盆内，由专人检查并记录有无胎囊及其排出时间，胎囊大小和出血量。如排出胎囊前后有活动性出血，可给宫缩剂或立即刮宫止血。

（5）观察 6 小时后如胎囊仍未排出，出血不多，可回家，按医生规定日期随诊。如在家中排出组织，须带给医生察看。

65. 怎样评估药物流产的效果？

人工流产不全，是人工流产术中较常见的并发症之一，其发生率国内外报道为 0.58%～2%。这当然与手术技术水平的关系很大，如按要求应不超过 0.4%。人工流产不全其中较重要的一项诊断内容为术后宫腔内残留绒毛或胎盘组织，须经肉眼或病理诊断。

药物流产的成功率为 $90\%\sim95\%$，换句话说，其不全流产及失败率比器械性人工流产术高。但其诊断概念有些不一样，如不全流产的诊断，不论服药后因为什么原因又刮宫者，不论刮出物中有无绒毛胎盘组织，一律算不全流产。

药物流产效果的评估：

（1）完全流产：用药后自然排出胎囊或虽未见明确胎囊排出，但 B 超、血或尿 HCG 证实已完全流产，阴道出血自然停止并转经者。

（2）不全流产：用药后未见胎囊排出，B 超证实宫腔内仅为残留物而刮宫或已见胎囊排出；随访中因出血过多、出血时间长、血、尿 HCG 迟迟不能转阴，或第一次转经出血多等种种因素而行刮宫者。

（3）失败：用药后 8 日内未见妊娠物排出，B 超证实宫腔内有完整胎囊或有胎芽、胎心搏动，最终用负压吸引终止妊娠者。

后二者加起来为 $5\%\sim10\%$，故药物流产需与器械性人工流产相配合。

66. 药物流产有什么副作用？如何配合治疗？

现在所应用的药物流产药米非司酮其药量仅为最初所用药量的 $1/4\sim1/3$，因而副作用并不明显，主要为加重早孕反应、乏力等。前列腺素副作用以胃肠道反应为主，如恶心、呕吐、腹泻及由于子宫收缩可产生下腹痛，个别人有发热、头晕、皮肤潮红及发麻等症状。为预防或治疗胃肠道副作用，可在用药前后服用复方苯乙哌啶或胃复安，腹痛严重者可予以度冷丁或阿托品类镇痛解痉药。但要避免使用对抗前列腺素的消炎痛、氟灭酸或水杨酸类制剂。

少数孕妇服用米非司酮即可流产。80％孕妇在使用前列腺素类药物后 6 小时内排出绒毛胎囊；约 10％孕妇在服药 1 周内排出。因此，只要有出血情况即要注意排出物。如在家中排出组织，须带给医生察看，以确定是否绒毛组织。

根据排出或未排出绒毛胎囊的情况，按医生规定的时间在用药后 8～15 天内到给药的医疗机构随诊，以确定药物流产效果。凡医务人员确定药物流产失败或流产不全者，必须做人工流产术以终止妊娠。

药物流产时虽已排出绒毛胎囊，但子宫内的蜕膜组织则是慢慢排出的，故出血时间较长，平均 18～20 日。部分妇女会因出血多、时间长而导致贫血或并发子宫内膜炎、盆腔炎等。因此，药物流产必须到具有急诊刮宫手术和输液等的医疗机构，在专门培训的医生筛选指导下应用，并按规定服药、观察、随诊，以便及时发现问题，及时处理。

极个别孕妇出现大出血、腹痛、发热等意外情况时，应急赴给药的医疗机构就诊。

即使药物流产成功，一切正常的妇女，流产后也要采取有效的避孕措施。临床上已发现，不少妇女药物流产后尚未来月经，或短期内未采用避孕措施又妊娠的情况。事实上，无论是人工流产或药物流产，对孕妇的身体健康和心理都有一定影响，故以少做为好。

67. 什么是宫内节育器？

在妇女的子宫腔内放入某种异物，以达到避孕的目的，这种物质就称为宫内节育器。由于最初应用的节育器多数为圆形，所以也称为节育环或避孕环。它是一种作用于局部，对机体全身功能干扰较少的有效避孕方法，放置 1 次可使用多年，具有安全、有效、简便、经济、取器后不影响今后生育等优点。据统计，我国使用此法节育的人数占节育总人数的50％左右。

宫内节育器的应用可追溯到古罗马帝国时代。埃及有个骆驼夫将石头放入骆驼子宫内，使在沙漠中行进的骆驼不会怀孕，这是世界上第1个借助于宫腔内放置异物达到不孕者，不过避孕的对象是动物。1909年波兰医生理查德用蚕肠线放入人体子宫腔内以避孕，这是作为人类避孕的第1次尝试。1930年德国的圆形银丝加合金的格氏环及1934年日本的塑料太田环都分别被报告，由于并发感染及人们头脑中的旧观念和宗教习惯势力的反对等等因素而停止了临床使用。直到50年代末，各国报道宫内节育器的临床使用情况，宫内节育器经重新评价，并研制出各种形态和类型，而相继被推广使用。

我国从1957年在上海、北京两地开始引进日本的太田环，以后陆续研制和生产了多种惰性节育器，如金属单环、北京混合环、天津麻花环、广州节育花等。1973年后仿制及自行设计的有：活性浙江Tcu200、上海Vcu200、药铜结合的上海活性单环165及带磁性、带孕激素的宫内节育器等。与此同时，对节育器的构形、大小、制作材料、存放时间、安全性、副作用的防治和避孕机理等进行了系统的研究，避孕效果有了显著提高。

68. 宫内节育器有多少种类？

宫内节育器的种类很多，目前国内外使用的不下30～40余种。下面仅介绍惰性节育器、活性节育器及目前国内外常用的节育器。

（1）惰性宫内节育器：是用惰性材料制成的，如不锈钢、塑料尼龙类和硅橡胶等。其理化性能稳定，本身不释放任何活性物质，如金属单环、麻花环、混合环、节育花、宫形环、太田环、蛇形节育器等。由于惰性节育器的避孕效果较差，国内外已渐趋淘汰，而以活性节育器取代之。

（2）活性宫内节育器：是指利用节育器为载体，带有铜或锌等金属、孕激素、止血药物及磁性材料，置入宫腔后，体内能缓慢释放活性物质，从而增加避孕效果，降低副作用的新一代的宫内节育器。

（3）目前国内外常用的节育器为：

带铜 T 型节育器：T 型塑料支架，按带铜面积（平方毫米）不同，有 Tcu200、Tcu220、Tcu380 等多种类型。以 Tcu200 在国内外应用较广。带铜节育器的优点为适应宫腔形态，不易脱落，放取较易；缺点是子宫出血发生率稍高，T 型横臂可能刺入子宫壁。为此国内将两端做成圆珠型，其有效率高于不锈钢圆环，放置年限为 5 年左右。

硅橡胶带铜 V 型节育器：由不锈钢丝作支架，外套硅橡胶管，管外套有面积 200 平方毫米的铜丝，平均分为 4 段，分别绕于节育器的横臂及斜臂上，器外形为 V 型，二横臂于中央部断开，有中心相连接（横臂可有 0.5 厘米伸缩性），按横臂可分为 24、26、28 三种规格。此种节育器的优点为形态与子宫腔相符，且铜丝均匀分布于子宫腔的着床区域，可增强避孕效果，效果较好，但点滴或不规则出血稍多，可存放 5～8 年。

多负荷含铜节育器：自荷兰引进，我国已有合资生产。此种节育器，用聚乙烯做成支架，两侧弧形侧臂的外侧有 5 个小齿，纵臂上绕有铜丝，铜面积有 250 平方毫米及 375 平方毫米两种，按大小及纵臂长短分为大、中、小号。它放置方法简便，易于随访和取出，临床效果较好，预期可放置 3~5 年。

活性金单环 165 和带铜高支撑力环：这两种环的外形和金属单环相似，均由此发展而来。它以较粗不锈钢为材料，支撑力达 165 克左右。在不锈钢丝螺旋腔内间隔插入 2 段铜丝簧和 2 段消炎痛的硅橡胶条者为活性金单环 165；仅加入铜丝簧者为带铜高支撑力环。铜面积均为 200 平方毫米，环分 20、21、22 号三种。此环放取技术与金单环相似，但因环的不锈钢丝较粗，不易变形脱落，又有铜丝簧为活性物质，带有消炎痛可减轻其副作用，故临床效果较好，预期可放置达 10 年以上。

活性 γ 型节育器：是最新研制成功的新型节育器，以不锈钢为基本材料，带有铜和消炎痛。其结构分为 3 层，内层为不锈钢丝支架，呈 γ 型；支架上绕有铜丝，表面积为 300 平方毫米，为中层；最外层套有不锈钢丝螺旋簧。于横臂两端及纵臂上端咬合带消炎痛的硅橡胶珠及块。此种节育器有 24、26、28 三种型号，临床效果好，出血副作用少，预期可长期放置达 10 年以上。

其它：国内外现尚有多种新的节育器在研究中，如药铜节育器、磁性节育器、带孕激素的节育器等。90 年代以来研究的 Flexigard 节育器较有前途，其特点为无支架，6 个铜套串在尼龙丝上，用特制的针把尼龙线结插入子宫底部肌层固定，使铜套悬挂在宫腔内，临床效果好，出血副作用少。

69. 宫内节育器为什么能避孕?

自 60 年代宫内节育器被广泛推广使用以来，专家学者们对其作用机理作了大量的动物试验及临床观察等研究，但是直到目前为止，尚未完全阐明。比较明确的看法是：宫内节育器不是通过全身作用，因为放置节育器后，能迅速地产生避孕作用，取出后避孕作用随即消失；节育器不影响妇女的月经周期及丘脑-垂体-卵巢轴的功能。因此，考虑其主要作用机理是局部的，是作为外来异物，影响子宫内环境，影响孕卵在子宫内着床和胚胎的存活等，从而达到避孕的目的。概括起来，大概有以下几种作用：

(1) 改变宫腔内环境：节育器放入宫腔后除了起到机械的障碍作用外，与节育器接触的子宫内膜会发生一种轻度慢性、非细菌性的炎症反应，促使白细胞增加（比不带节育器的妇女增加 3～11 倍），这样就不利于受精卵着床。此外，伴随异物反应，异物巨细胞和巨噬细胞大量产生，除了可吞掉进入宫腔的精子及着床前的胚胎，还可对胚胎产生毒害作用。

(2) 前列腺素的作用：节育器的长期刺激，使得子宫内膜产生前列腺素。前列腺素一方面可使子宫收缩和输卵管蠕动增强，促使发育及分裂程度不够的受精卵被提前送到子宫腔而影响着床；另一方面，大量前列腺素又可以加强雌激素的作用，使子宫内膜在怀孕时的蜕膜反应受到抑制，不利于受精卵着床。

(3) 带铜节育器的作用：通过节育器中铜离子的释放，能增加子宫内膜无菌性炎症；干扰子宫内膜的酶系统，如减低分泌期内膜中一些酶的活性，而这些酶又是着床的必要条件；还可能改变宫颈粘液的生化组成而影响精子的活动、获能或存活。这些局部变化都增加了抗生育作用。

(4) 带孕激素节育器的作用：通过孕激素的释放，干扰子宫内膜的正常周期性变化，使内膜具有较高的孕激素水平，从而使腺体萎缩、间质蜕膜化，这些变化均不利于着床；或可能影响精子的输送或获能。高剂量的 18-甲基炔诺酮节育器尚可能抑制排卵；并改变宫颈粘液性质，使不利于精子穿透。

总之，节育器的抗生育作用不是单一机理可以解释的，有些看法尚有争议，还有许多问题有待于进一步研讨。但一致公认的是：它是一种安全、简便、有效的长效避孕措施。

70. 哪些人适合放置宫内节育器？哪些人不能放？

凡是已婚、健康又要求避孕的育龄妇女，月经规则，生殖器正常，经医生检查合格者，都可以放置宫内节育器，尤其适合于：

(1) 不宜应用其它避孕方法者，如不能坚持用外用药具或服药容易漏服者。

(2) 有高血压或严重头痛等不能服避孕药者。

(3) 正在哺乳者。

(4) 曾放置节育器效果良好者。

但有以下情况的妇女，要经过医生检查，决定是否可用节育器：

(1) 有严重的全身性疾病，如心脏病、心力衰竭、重度贫血、出血性疾病及各种疾病的急性阶段。

(2) 月经周期不正常或月经量过多、过频及严重痛经的妇女，放节育器后容易加重出血及痛经症状，应经医生诊治后，再决定是否放节育器。

(3) 有生殖器官急、慢性炎症，如外阴炎、阴道滴虫、霉菌性阴道炎、重度宫颈糜烂及急、慢性盆腔炎等，需治疗后再放置节育器。

（4）患生殖器官肿瘤者常见为子宫肌瘤，其主要症状是月经量多，因此不适合放节育器，以免加重月经量多的症状。

（5）有生殖器官畸形，如双子宫、子宫纵膈等。因双侧子宫大小不一，宫颈与宫腔的关系也不一样，放 1 个环不起作用，放 2 个环容易造成手术时创伤，且不易放置到正确位置。

（6）子宫颈口过松、重度宫颈陈旧性撕裂及 Ⅱ°以上的子宫脱垂者，因放节育器易脱落，不宜使用。宫颈严重狭窄或僵硬不能扩张者，也不宜使用。

（7）月经已过期，可疑妊娠者。

（8）子宫腔＜5.5 厘米或＞9 厘米（剖宫产术后或人工流产时放置例外），均不宜放置。

放节育器以前应对受术者给予良好的咨询服务，介绍节育器的有关知识及优缺点，如安全、有效、可逆、简便、长效及不影响性生活等优点及其缺点如白带稍多，开始月经量多，及有失败的可能。并解除一切思想顾虑，说明随访检查的重要性，这样可提高节育器的效果和续用率。

71. 什么时间适宜放置宫内节育器？

适宜放置宫内节育器的时间有多种：

（1）月经周期间放置：一般以月经干净后 3～7 天内放置较为适宜，因为在这个时间内怀孕的机会很小；且子宫内膜为增生期，内膜较薄，放置后引起损伤及出血的机会较少。国外亦有选择在行经期放置，因此时可排除置器前妊娠的可能性，且子宫颈口较松，操作容易，还可避免因放置后又一次子宫出血的心理负担。

（2）人工流产后即时放置：人工流产或钳刮术后即时放

置，此时宫口松，且可免去二次手术。有人研究与月经周期时放置相比，其感染和出血的并发症未见增加，妊娠和脱落率亦甚相似。但必须确信宫腔内容物完全清除，出血不多，子宫收缩好方可放置。如术前已有阴道不规则出血，术时出血多，子宫收缩不良或可疑宫腔内容物未完全清除，则等下次行经后再放。

（3）中期妊娠引产后放置：在非经阴道手术的中期妊娠后即时放置，如腹部穿刺羊膜腔利凡诺尔引产者，于胎儿娩出后，清宫手术时放置。中期妊娠引产后放置节育器，一般来说，脱落率较高，甚至高达早期流产后放置的 5～10 倍，因此，如疑有宫腔内组织残留可能，有潜在感染可能及用水囊或其它药物经阴道引产者不能放置。

（4）产后 42 天及哺乳期闭经者，如除外妊娠且子宫收缩恢复良好，恶露干净 5 天以上，无子宫腔或会阴感染现象者，可放置节育器，以减少哺乳期妊娠。但因子宫肌层脆薄，放置时要小心，以免穿孔。

（5）剖宫产术者宜半年后放置。

（6）节育器放置期满，无任何症状，可于取器后立即更换。

（7）产时和剖宫产时胎盘娩出后立即放置，其优点为分娩和放置节育器同时完成，避免二次手术；缺点为脱落率高。如破水超过 12 小时以上、滞产，有阴道操作如手术产、手取胎盘等，均易引起感染，故不宜放置节育器。可疑胎盘残留，因有出血的可能，最好不放置节育器。古典式剖宫产者，因子宫切口位于子宫体部，节育器易从切口嵌顿、或穿透子宫壁外进入腹腔，一般不放；即使需要放置，也必须在县级以上医院进行。

（8）房事后（性交后）放置：性交后因未采取避孕措施，或因避孕措施发生意外（如避孕套破了）而担心怀孕，且准备采取长效节育措施的妇女，可在 72 小时内放置含酮活性节育器。

虽然有上述多种放置时间，通常以月经干净 3～7 天内放置者最多。

72. 如何配合放置宫内节育器?

医生经过详细的病史询问，必要的全身生殖系统检查及实验室检查等，如均合格，可订好放置节育器的时间。受术者术前 3 日免性生活，手术当日体温应在 37.5℃ 以下。手术应在手术室内进行。这种手术一般没有痛苦，病人只需思想放松并与医生配合，只需几分钟，手术即可完成。

节育器种类的选择，要参考受术对象的年龄、胎产次及过去使用节育器的情况。以活性节育器为主，对铜有过敏者可选用金属单环或宫腔型环；有放环脱落史者，不宜采用环型节育器，应换另一种样式的节育器。节育器大小的选择，一般应根据子宫腔的大小并参考其它因素选用。通常胎产次少、宫腔宽度小、体型小者选小号节育器；反之则选偏大一号；人工流产后或产时胎盘娩出后放置时，节育器多选用中号。放节育器时最好问清何种类型，或请医生给看一下，以便日后随访或将来取环时有所了解。

术后要保持外阴清洁，避免重体力劳动 2 周，适当休息，2 周内禁房事和盆浴。一般放置后可出现少量阴道出血、腰酸、小腹胀痛等，轻者可不作处理，症状严重如出血超过月经量时，应及时诊治。放置后最初 3 个月内月经量可能增加。应注意放置节育器后有脱落的可能。如无症状一般在放置后

1、3、6、12 个月各随访 1 次，以后每年随访 1 次，直到取出。随访时告诉月经情况，医生经妇科检查，根据尾丝、B 超或 X 线确定节育器位置，做好随访记录并预订下次随访时间。

73. 放置宫内节育器有副作用吗？

宫内节育器在临床上使用 30 多年来，已有大量事实证明是一种具有良好效果的避孕工具。但节育器是一种异物，放入子宫后会产生一定的副作用，如出血、疼痛、白带增多等。

（1）一般反应：放置节育器 1 周内阴道可有少量血性分泌物或伴有小腹坠胀、隐痛及腰酸等，一般不需处理，能自愈。偶尔也可出现赤带或小量出血，可用一般止血药处理。

（2）术时心脑综合反应：极少数受术者在手术中由于精神紧张或局部刺激过强（如扩张宫颈时），可出现心脑综合反应，表现为面色苍白、头晕、胸闷、恶心、呕吐，甚至大汗淋漓，血压下降，伴心动过缓、心率紊乱等一系列迷走神经兴奋性亢进的表现，严重者可发生昏厥，甚至抽搐。此综合反应临床上虽甚少发生，但也不可忽视。一般静脉缓注阿托品 0.5 毫克，5 分钟后即能好转，如观察 1 小时左右未能好转，宜取出节育器。

（3）月经异常：是放节育器最常见的副作用，可表现为月经量过多、月经期延长、经期不规则出血，个别有月经周期缩短。其发生率约为 15%～20%，常是终止放置节育器的原因。此副作用多发生在节育器放置半年内，随着放置时间的增加，情况会好转。目前对出血原因尚未完全明了，可能与下列因素有关：子宫内膜受节育器的挤压、磨损，使间质出血，周围血管壁通透性增加；子宫内膜的纤维蛋白溶酶原激活剂浓度增高，使纤溶活性增强；前列腺素合成和释放增加。上述种种原因使血管扩张，血流增强，抑制血小板及纤维蛋白的凝血作用，故月经量增多。症状轻者不需治疗，如果月经量比手术前多两倍以上，月经周期缩短到20日或月经期延长到9日以上的，可以对症治疗，如采用止血剂、抗纤维蛋白溶解或对抗前列腺素的药物等。服药治疗和观察3～6个月仍不见效，可考虑取出节育器或更换节育器。惰性节育器出血量一般少于带铜节育器、带止血药节育器（如消炎痛），月经量增多的情况甚少。

（4）小腹胀痛和腰酸：是由于放置节育器后了宫收缩所引起，有时也可因节育器过大或位置移到子宫下部所致。轻者不需治疗，一般会逐步适应；重者可试用消炎痛或其它消炎药物对症处理；如症状持续不缓解，可更换一个适当型号的节育器；如经B超证实节育器下移，亦可纠正节育器的位置。

（5）白带增多：节育器可引起子宫内膜无菌性炎症及异物反应，故可导致分泌物增多，尤其带尾丝的节育器更为明显。必要时可予消炎药物治疗。

（6）尾丝过硬或长短不合适：可造成男方性交疼痛，甚至性交时扎伤。可请医生将尾丝剪短至仅保留在宫颈管之内。

74. 宫内节育器放取手术会产生并发症吗？

虽说节育器放取手术简单，但因不是直视下手术，单凭术者的手感，如技术不熟练，放置不妥，动作粗暴或无菌操作不严，都可以产生并发症。常见的并发症如下：

（1）急性盆腔感染：可能由于宫腔内原有的慢性感染灶复发，或手术中不小心将细菌经宫颈带入宫腔内所造成。多数在术后3～7日内出现急性炎症，大多症状较轻，经抗炎治疗效果良好。极个别情况下引起盆腔脓肿或输卵管卵巢脓肿，药物治疗无效时，则应手术治疗。

（2）节育器异位或嵌顿：指节育器离开宫腔嵌入子宫内膜、肌层或穿过子宫进入腹腔。其原因可由于放置时损伤子宫壁形成薄弱点，节育器由此嵌入子宫壁；或由于节育器过大压迫子宫壁，日久后逐渐下陷；也可能由于节育器过大、金属环丝接头处断裂及 T 型节育器的两臂容易在子宫收缩时嵌入肌层等所致。根据节育器偏离的程度可分为：粘连，即部分节育器被子宫内膜包埋；嵌顿，即部分或全部节育器被包埋于子宫壁内；部分穿孔，指节育器部分穿透子宫壁；完全穿孔，指节育器完全穿透子宫壁而进入腹腔。只有少数节育器异位的妇女有急性腹痛，可及时诊断；大多数没有症状，只有在取出困难时，始被发现。节育器粘连或嵌顿不仅降低或失去避孕作用，且日久后包埋愈深，取出更为困难。故一旦发现应即取出，可在 B 超监视下进行。若节育器异位至盆腔或腹腔，多数主张以取出为妥。遇到这种情况须由有经验、技术水平较高的医生来决定采用何种方式取出，切忌强行钩取。

（3）子宫穿孔：造成穿孔的原因较多。可因手术时器械穿孔；或由于具有尖端或锐角形态的节育器本身部分穿透子宫或子宫颈；或节育器过大，位置不正，压迫子宫壁；子宫位置或形态异常，如过度前屈或后屈，或子宫畸形；子宫组织薄而脆，如哺乳期子宫、剖腹产术后有瘢痕的子宫；手术者的操作技术不熟练，未查清子宫位置，动作粗暴，强行通过坚硬不易扩张的宫颈等。子宫穿孔的治疗依子宫壁损伤的大小而不同。若为探针穿孔，或较小的放置器穿孔，可用保守疗法，包括休息及预防感染。损伤大者，有内出血症状或疑有其它脏器创伤者，则宜手术修补。若节育器已进入腹腔，宜及时剖腹取出。

为防止子宫穿孔，在放置节育器时须动作轻巧，尤其对坚硬的子宫颈必须耐心、细致地扩张，切忌暴力推进。另外也应掌握子宫体的形态、大小及位置，对过度前后屈曲的子宫体，宜将子宫颈向外牵引，促使子宫体伸展。

75. 为什么放置节育器后仍会妊娠？

宫内节育器的成功率约在 85%～90%左右，也就是说，大部分妇女在放置节育器后即可避孕，且可长达 5～20 年以上。但仍有 10%～15%的妇女由于节育器脱落而怀孕，或带环怀孕。放节育器后又怀孕的原因一般是：

（1）环已掉出宫腔，本人未发现，又未采取其它措施。

（2）环脱落到宫颈口，宫腔内膜没有同环接触，不妨碍受精卵着床。

（3）环的型号与宫腔大小不适合，或环有扭曲、变形，起不到避孕的作用。

（4）个别妇女放置节育器后，子宫内膜没有引起相应的组织反应，或受精卵未受到着床的阻碍，可能再怀孕。

节育器是一种异物，能促使子宫收缩，自动将之排出，多随经血排出，但本人有时并未察觉它已脱落。引起节育器脱落的原因是多方面的：

（1）节育器本身的材料、质量、形状及大小，如有蕊的环，支撑力比较好，虽然放置略有困难但不易脱落；单纯金属环和质量比较软的环虽然放置容易，但容易脱落。

（2）受术者的年龄、产次和宫口的松紧也有关系，一般年龄轻、产次少或哺乳期的妇女，可能因子宫肌肉弹性好及较敏感而易脱环；子宫颈口松弛或有子宫脱垂者也易脱环。

（3）环选择不当，过大、过小或手术中未将环放到宫底也会使环脱落。

脱环多见于第1年，尤其以前半年多见，时间久了，子宫对环已适应，脱落机会减少，故放节育器后的妇女，要按期随访，可用X线或B超检查，以便及时发现脱环。

带节育器妊娠有以下两种情况：

（1）子宫内妊娠：节育器在子宫腔内而同时妊娠并非少见，可能因节育器下移，受精卵在宫腔上部着床。不含药节育器的发生率高于含药的。带环妊娠其后果不同于一般妊娠，自然流产发生率较高，产前后出血、死胎、早产者也多。带器到足月分娩的婴儿中虽畸形的发生率未见增高，但带不锈钢圆环妊娠而流产者中曾发现圆形环套于胎体。故近来多数人主张对带器妊娠者以及早终止妊娠为宜。

（2）宫外孕：根据国内外大量研究，应用节育器与不避孕者相比，宫外孕的危险性并未增加。但节育器只能防止子宫腔内妊娠，不能防止发生宫外孕。有报道，带器妊娠中宫外孕占妊娠的4%左右，高于未带器者。因此，放置节育器的妇女，如果月经过期且有阴道不规则出血，并伴有轻或重度下腹痛者，则应警惕是否有宫外孕的可能，要到医院及时诊治，以免延误。

76. 何时应取出宫内节育器？

宫内节育器按不同的类型有一定的存放年限，如塑料带铜环为5～7年；不锈钢金属环为10～15年等。但近年有不少妇女放节育器已超过20年而未取出，因为这些妇女对带环已适应，月经量正常，身体健康，愿意长期带。故医务人员可根据妇女的具体情况决定是否取出节育器。有以下情况者可考虑取环手术：

(1) 放置期限已到，尚年轻，可考虑取出后更换新节育器。

(2) 节育器已部分脱落到宫颈处。

(3) 放节育器时发现子宫穿孔，而环尚未入腹腔者。

(4) 不规则出血或月经量过多，超过月经量两倍以上，经治疗无效者。

(5) 带环妊娠者。

(6) 并发急性盆腔炎治疗无效者。

(7) 已绝经半年者。

(8) 计划再生育者。

(9) 子宫颈或子宫体发生恶性肿瘤者。

但如全身情况不良或处于疾病急性期者，可暂不取环，待好转后再取。并发生殖道炎症时须经抗感染治疗后再取。

取出时间：

(1) 以月经净后3～7日为宜，因此时内膜薄，易取，出血不多。

(2) 月经失调或子宫出血不止，可随时取或经前取，并行诊断性刮宫，刮出物送病理检查。

(3) 带器妊娠需作人工流产，应同时取出节育器。可根据节育器所在部位，决定先取器后吸宫或先吸宫后取器。

(4) 因改用绝育术而取器者，必须先取器后行绝育术。

(5) 绝经半年后应取器，以免绝经过久，子宫萎缩而不好操作。绝经过久者，术前1周可服尼尔雌醇2毫克。

节育器取出术虽为小手术，但因不是直视手术，全凭术者的手感，而且有的受术者因放节育器时间长，取时有一定困难。故术前应先了解节育器的种类，确认节育器存在于宫腔内，如宫颈口可见尾丝，或经 X 线、B 超证实。带尾丝节育器可在门诊取，不带尾丝节育器则须在手术室内进行。可根据节育器的不同种类用环钩钩取或用长弯钳钳取。如节育器埋入内膜或部分嵌顿，则不宜硬取，必要时可在 B 超监视下钩取；如环已断裂可用长弯血管钳夹住环丝，慢慢抽出。切勿找不是医生者非法取环，否则会造成脏器损伤、感染等严重后果。

77. 放节育器后会影响性生活和以后的妊娠吗？

节育器是放在子宫腔内的，它的作用也只是在子宫局部而不影响全身，更不会影响大脑皮层和内分泌系统的功能，所以对性生活是不会有影响的。虽然新一代节育器中有的带避孕药孕酮，其作用也是在宫腔内释放孕酮，使子宫内膜腺体萎缩，间质蜕膜化，这些变化仅仅不利于胚胞的营养和着床。带铜节育器所释放的铜离子也只是通过宫腔内膜、宫腔液及宫颈粘液等宫内环境的局部变化而起抗生育作用的。

总的来说，节育器既然放在子宫内，其作用便是局部的，不像工具避孕那样可能会影响性感，也不像避孕药可能使个别服用者产生性欲变化。但放节育器后如有经血淋漓不尽或节育器的尾丝较硬，则对性生活有一定影响，不过这些经过治疗或处理均能解决。

由于节育器仅对宫腔局部起作用，取出后受精卵便能在子宫内膜上着床、发育和成长，不会影响怀孕，而且取环后往往很快就会怀孕。据统计，75％的妇女在取环后 6 个月内受孕，90％的妇女在取环后 1 年内受孕。为了使子宫内膜有一个修复的时间，取环后最好用工具避孕几个月后再怀孕。因此在初婚或未经产妇中，如想过几年再生育者，也可采用节育器避孕。

78. 女性绝育术的历史是怎样的？

输卵管绝育术的历史可追溯到古希腊名医希波克拉底时代。他主张对患有精神病或癫痫的妇女行永久性绝育术，以免遗传给后代，影响社会。1823 年有人为了避免剖宫产后再次妊娠，危及母亲的健康与生命，首先在剖宫产病人身上施行了输卵管结扎术。以后经多年的研究，许多学者创用了：粗丝线结扎输卵管、输卵管部分切除、输卵管组织内埋藏、机械性压挫、药物腐蚀、烧灼、栓子堵塞及夹子钳夹等等许多方法。其中又经 19 世纪初，使用麦氏法（输卵管压挫结扎）及波氏法（输卵管双折结扎切断法）后，因当时这两种方法简单、安全、失败率低，女性输卵管结扎术才得以推广使用，并同时出现了许多新术式。新术式经过多年的临床实践，不断完善，大多数女性绝育手术被淘汰，剩下的不过 10 种左右。目前国内最常用的是抽心近端包埋法，此术失败率约 0.2%～0.5%；输卵管双扎结扎切除法，失败率约 0.3%～1.5%。对输卵管结扎术失败再次绝育者、慢性输卵管炎及输卵管系膜撕裂出血者可作输卵管切除术。

按手术途径分类也有多种，如腹式、阴道式、腹股沟式，不过后两种近年来已很少应用。腹式的切口有直切口、横切口。提取输卵管的方法有指板法、卵圆钳法、吊钩法、指夹法等。

腹腔镜输卵管绝育术是近 40 余年发展起来的一项新绝育技术，国外使用普遍，国内从 1979 年引进后，现在北京、上海、广州等大城市的大医院内也已开展。

此外，不作切口"经子宫绝育术"也有一定的发展前途。随着研究工作的进展，对绝育术的可逆性要求愈来愈高，输卵管硅橡胶塞、输卵管银夹术、输卵管埋线银夹术等，都是应这些要求而出现的。当前计划生育政策提倡一对夫妇只生一个孩子，所以研究出简便、安全、有效并且可逆的输卵管节育术尤为重要。

79. 女性绝育术的避孕原理是什么？

妇女身上的输卵管是 1 对细长而弯曲的管道。它位于腹腔，紧贴在卵巢的前上方，其近端分别与一侧子宫角相通，远端开口于腹腔，长约 8～14 厘米，可分为 4 个部分：间质部、峡部、壶腹部和伞部。它也是从阴道直通腹腔的一条通道。

输卵管的主要作用就是吸取卵子，输送卵子和受精卵。输卵管本身有收缩和蠕动作用，可以把卵巢排出的卵子经伞部吸入到管内，再输送到子宫腔里。如果卵子在输卵管里遇到精子，两者结合在一起，卵子就变成了受精卵。输卵管借助于本身平滑肌收缩和蠕动的作用，以及粘膜层中的纤毛摆动，可以使受精卵从输卵管向子宫方向移动，并送到子宫腔里，以后受精卵就在子宫腔里发育成胎。

切断、结扎、电凝、环夹手术，或不手术而采用药物、输卵管堵塞、粘堵或栓堵，都是使输卵管管道不相通，卵子和精子不能相遇而达到永久不再生育的目的。其中以输卵管结扎术使用最为广泛。据 1990 年统计，全国育龄夫妇施行绝育术者占 37.5%，而其中三分之二以上为女性。

80. 女性绝育术的方法有几种？

女性绝育的方法不外乎手术和非手术 2 种：

手术绝育术的途径、方法及时期如下：

（1）手术的途径：可分为经腹式，有直切口或横切口；经阴道式，可分为阴道前穹窿或后穹窿切开术；经腹股沟式；经腹腔镜式等。但目前以腹式占绝大多数，此外为腹腔镜式，其它2种方法基本淘汰。提取输卵管的方法有指板法、卵圆钳法、吊钩法及指夹法等，视术者对何种方式熟练为主。

（2）手术的方法：如单纯结扎、结扎切断、抽心包埋、电凝输卵管、在输卵管上套环或上银夹或上弹簧夹等。

（3）手术的时期：可分为非妊娠期、人工流产术后、中期妊娠引产后、足月产后、小型剖宫术或剖宫产的同时等。

非手术绝育术：就是不作切口的方法，其历史也很悠久。从1849年开始，就有人用导管套着裹有硝酸银的探针，通过子宫颈管至宫腔内输卵管开口处，腐蚀输卵管以进行绝育。60～80年代拴堵输卵管的研究进入高潮，1982年的国际女性非手术绝育会议把它统称为"经子宫绝育术"。其中包括：

（1）物理损伤法：用硝酸银腐蚀、电烧或冷冻等方法损伤输卵管开口。

（2）机械阻塞法：如用宫腔镜将输卵管硅橡胶塞塞住输卵管在宫腔内的开口。

（3）药物堵塞法：可采用向宫腔内注药；从宫角处向输卵管内注药；或用塑料管直接插入输卵管开口内定量注药等方法，造成输卵管管腔永久性或可逆性堵塞。

81. 什么人适合做女性绝育术？何时做为好？

适应证

（1）已婚妇女，夫妇双方自愿进行绝育手术。

（2）妊娠合并一些严重并发症，如心脏病、心功能不全、肾脏病、严重的遗传病及精神病等，医生认为不宜生育者，即使无子女，如病情需要，亦应积极向病人和家属建议终止妊娠并绝育。

（3）第2次以上剖宫产时，可在剖宫产的同时做绝育手术，以保证产妇的身体健康。

禁忌证

（1）有全身性感染情况，如呼吸系统或泌尿系感染、急或慢性盆腔炎等。腹壁皮肤感染应治愈后再行手术。

（2）周身情况虚弱不能耐受手术者，如产后大出血，严重贫血，凝血功能障碍，急性心、肝、肾等疾病，待一般情况好转后，再作手术。

（3）严重的神经官能症、癔症或思想顾虑很大的病人，必须解除思想顾虑后再做手术。

（4）术前24小时内体温均在37.5℃以上者暂缓手术。

手术时间

（1）非孕期：以月经净后3～7天较为适合。一方面可避免经期或经前期的盆腔充血；另一方面亦可避免超过此期即可能发生的术前受孕，或输卵管内受精卵停留而人为地造成宫外孕。

（2）人工流产术或取环后：可立即行绝育术，但应先作人工流产术或取环后再作绝育术；中期引产流产后2～3天进行手术，可减少感染机会。

（3）产褥期：顺产者一般情况良好，产后24小时之内进行；难产或有合并症，如心脏病者，需观察4～5天后手术。

（4）剖宫产或其它妇科手术时：可同时作绝育手术。

（5）哺乳期未转经者：须除外妊娠后施术。

术前准备

（1）做好受术者的思想工作，除了宣传计划生育方针、政策外，宜晓以科普知识，解除各种思想顾虑。

（2）详细询问病史，进行体格检查，包括妇科检查。

（3）作必要的化验检查，如血及尿常规、肝功能、胸透等，必要时做心电图。

（4）术前清洁腹部及外阴皮肤，剃去阴毛，脐轮可用75％酒精清除污垢，非手术绝育者可免。

（5）麻醉选择，国内多用局麻、针麻，但如患者要求无痛，也可用硬膜外麻或全麻。

82. 怎样经腹腔做输卵管绝育术？

输卵管位于腹腔内，经腹腔施行绝育术是最传统的方法，是久经考验的一种安全而有效的方法，也是目前我国女性绝育术中应用最广泛的一种方法。一般通过以下几个步骤进行：

（1）腹部切口：切口须按层次自外而内地经过皮肤、皮下脂肪、筋膜、腹膜而进入腹腔。切口的高低由手术的不同时期而定，产后切口应在宫底下两指；非孕期、人工流产术后为耻骨联合上3厘米；如子宫较大则相应提高。手术切口有正中直切口和横切口2种，直切口暴露较好，遇有困难时延长切口方便；横切口因与皮肤纹理一致，愈合佳，瘢痕小，为其优点。但必须强调两点：一是切勿为了图快，切口时不分层次，一刀进入腹腔，这样易发生脏器损伤的并发症；二是不要为了美观，尽量缩小切口，从而造成寻找输卵管的困难。

（2）暴露输卵管：可选用卵圆钳取管法、输卵管吊钩取管法或指板取管法等，至于采用何种方法，主要以术者的实践经验或习惯为主。但不论用哪种方法提取输卵管，术中都必须追踪到输卵管伞端，确认为输卵管无疑，方可结扎，以防误扎圆韧带；并检查卵巢，有异常者应进行处理。

（3）结扎方法：结扎输卵管的方法很多，但目前推广应用的为抽心近端包埋法，它已成为标准的结扎方法。此法系切开输卵管浆膜，提出一小段输卵管，结扎切除 1～1.5 厘米后，将近端埋于缝合的浆膜层内，将远端留在浆膜外。此种结扎方法安全，不损伤系膜血管，效果好，失败率约 0.2% 左右。此外还有双折结扎切除法，失败率为 0.3%～1.5% 左右。

（4）关腹：输卵管结扎后，检查无出血，还纳输卵管入腹腔，必须清点器械、纱布，然后自内向外逐层缝合腹壁切口。

输卵管银夹绝育术：1975 年湖南首先开展了银夹的临床研究。切口及提输卵管法与上述相同，然后将 99.96% 纯银制成的 u 形小夹，安置在输卵管距子宫角 2～3 厘米处的峡部。此法操作简便安全，术时痛苦小，损伤轻微，术后并发症少，并有良好的可复性，目前全国使用已超过 250 万例。但必须严格掌握它的适应证和操作方法，如遇炎症、增粗、水肿的输卵管则不宜安置输卵管银夹。

83. 如何用腹腔镜做绝育术？

腹腔镜绝育术虽然也是在腹腔内进行绝育，也属于手术绝育的一种，但它不同于一般开腹绝育术，而是通过一种内窥镜——腹腔镜，采用输卵管电灼、上硅胶套环或上弹簧夹等法进行绝育术的。据报道，国外每年均有数十万妇女通过腹腔镜行各种绝育术。我国从 1979 年引进此项技术，已在北京、上海、广州等大城市进行，是国内外公认的一种安全、高效、并发症少的绝育方法。但它必须具备腹腔镜器械和掌握操作技术，故尚不易推广。此法需要注意以下几个问题：

（1）适应证与手术绝育法大致相同，但多半在非孕期或人工流产术的同时施行。禁忌证中应注意，凡有腹膜粘连史、结核性腹膜炎、腹部大手术史、重度心肺功能不全、横膈疝或过度肥胖者都不适宜用此法绝育。

（2）腹腔镜操作分以下几个步骤：受术者取头低臀高的膀胱截石卧位。术者消毒并放置举宫器，在脐窝或脐轮下作1～2厘米的小切口；于腹腔内注入二氧化碳气体2～3升以建立气腹；插入套管针已证实进入腹腔后，置入连接好冷光源的腹腔镜，首先看清子宫、卵巢和输卵管等盆腔器官，再通过辅助器械向腹腔镜内伸入；用电灼、硅胶套环或弹簧夹，将输卵管烧灼、套住或夹住，以达到绝育的目的；然后排出气体，拔出套管，伤口可行皮内缝合，或贯穿缝合。

（3）电灼法虽失败率低，为0.1%～0.3%，但易损伤肠管或周围组织，失败后宫外孕发生率较高，烧灼后复通可能性小。现多用硅胶套环及弹簧夹代替，前者失败率为0.3%～4%，后者失败率约2.6%，但输卵管损伤最小，适用于年轻妇女仅有一胎者，复通率高。

（4）腹腔镜绝育术较简单，可在门诊进行，手术后休息6～8小时就可以回家。手术在直视下进行，同时还可看到盆腔脏器，准确率高，对腹腔干扰轻，损伤脏器机会少，并可发现或除外一些疾病，如盆腔炎、肿瘤、生殖器畸形及阑尾炎等。但手术器械昂贵，此类器械目前我国尚不能自行制造；手术操作要求较高，必须经过专门训练的医生方能进行，如操作不当，有时可能产生严重并发症，因而短期内还不可能在全国范围内推广。

84. 不开刀也能做女性绝育术吗?

前面在女性绝育术的方法中已介绍过非手术绝育术,也就是各种"经子宫绝育术"。我国自70年代开始在广东、上海、陕西、山西等地,对输卵管的药物粘堵术及拴堵术进行大量动物试验和临床研究,目前推广使用的为输卵管粘堵术。

(1) 作用原理:所应用的复方苯酚糊剂和苯酚胶浆剂中的主要药物为苯酚和阿的平,它们主要起化学性炎症反应,使输卵管粘膜经腐蚀后发生粘连堵塞、肉芽组织增生,最后形成瘢痕组织,将输卵管管腔完全堵塞,从而达到绝育的目的。

(2) 手术时间:以月经净后3～7天为宜;有节育环者取出时即可施术;产后或哺乳3～6个月后仍闭经者,除外早孕后始能施术。

(3) 手术方法:用金属的空心导管指引,将另一细空心的塑料管经由子宫颈管、子宫腔导入,到输卵管开口内间质部0.5～1厘米处,先注入10毫升生理盐水,如无阻力,盐水无外流则证实已插入输卵管内;再自塑料管内缓慢注入0.12毫升药液至输卵管内。用同法进行对侧输卵管注药。受术者在术后休息片刻即可摄X线下腹部平片,因药液中有显影剂,根据药液充盈输卵管长度,可判断注药是否成功。未见输卵管充盈或仅一侧充盈,可在下次月经后补注药物。

(4) 由于此法具有不开刀、不住院、痛苦少等优点,被群众称为"打针绝育法",深受欢迎。据流行病学调查,粘堵绝育失败率为1%～4%。因手术操作为盲目插管,据统计,操作成功率仅90%左右;且技术要求较高;加之药物主要为腐蚀输卵管粘膜,使输卵管间质部和峡部闭锁,复通困难,故本法适合于年龄较大、已有2个以上孩子的妇女。

（5）由于此法成功率仅 90%，可疑失败者须用其它方法避孕及随诊，以免受孕。个别人因药液注入子宫外或腹腔内，可引起急性化学性盆腔或腹腔炎，应积极治疗，以免发生更严重的后遗症。

85. 做绝育术能避免并发症吗？

输卵管绝育术是一种简便、安全、高效的手术，因仅仅堵塞输卵管的通路，不动卵巢及其它脏器，一般不应出现并发症。在特殊或意外情况下，偶可出现一些并发症，有的与手术直接有关，有的是受术者的精神因素造成的。绝育术过程中发生的术时及近期并发症包括损伤、出血、感染及异物残留于腹腔。

（1）脏器损伤：多为膀胱及肠管损伤，与其解剖位置邻近子宫及输卵管有关。多因术者未遵守手术操作规程，操作较粗暴或技术不够熟练而致损伤。只要严格按照手术操作的基本要求，损伤是可以避免的。一旦发生脏器损伤，应及时处理，包括脏器修补等，否则可导致严重后果。腹腔镜绝育术中也偶见举宫器造成的子宫穿孔，穿刺针或套管针造成的脏器损伤，应及时修补。输卵管粘堵术时偶有塑料管穿出子宫，如当时发现，可停止注药并进行保守治疗。

（2）出血与血肿：输卵管系膜血运丰富，妊娠时尤显，故术时提取输卵管要稳、准、轻；结扎时尽量避开血管丰富处，一旦发现出血或血肿，应清除血块再结扎并缝合止血。腹腔镜放置硅胶套环时，如出血不止，可用硅胶套环套于血管上或电灼止血。

（3）感染：可发生切口感染、盆腔感染，极个别可致腹腔感染。发病原因多因患者术前有慢性输卵管炎、盆腔炎未被发现，术者手术时未严格遵守无菌操作规程所致。如患者术后持续发热不退，伴局部明显压痛及反跳痛，宜及时应用抗生素控制感染。

（4）异物腹腔内残留：输卵管绝育术因切口小，使用敷料也少，一般不会遗留异物。但如遇手术不顺利，麻醉不满意，出血，受术者鼓肠，肠管挡住视野等情况，需应用敷料擦血及挡住肠管等，如不按手术规程操作，术毕关闭腹腔前，未很好清点敷料、器械，偶可将异物残留腹腔，有的甚至多年后才被发现而作出诊断。故必须严格按照开腹手术规程操作，术后一旦发现异物残留时，应及时开腹手术治疗。

以上各种并发症只要术时谨慎小心，严格执行操作规程，还是可以避免的。

86. 什么是女性绝育术的远期并发症？

女性绝育术的远期并发症较为少见，偶见慢性盆腔炎、肠粘连、月经异常、盆腔瘀血症、宫外孕、切口后遗症等。

（1）慢性盆腔炎：由于患者术前有慢性盆腔炎，或术后急性感染治疗不彻底所致。在术后1个月内症状可持续存在或反复发作。妇科检查有阳性体征，如附件增厚，有包块及压痛。预防方法为术前严格掌握手术禁忌证，有生殖道炎症者应先积极治疗再行手术；术时执行无菌操作，动作轻柔，避免组织损伤；术后出现急性感染时积极彻底治疗。已出现慢性炎症一般以综合治疗为主。

（2）肠粘连和大网膜粘连：此并发症极少发生。指术时腹腔内无炎性粘连，以后又未施行其它手术，而在绝育术后出现一系列不全性肠梗阻或完全性肠梗阻症状，经腹部X线检查或手术所见证实者。预防方法主要为手术操作时应稳、准、轻，切忌反复钳夹肠管及大网膜，如术中误伤肠管应及时修补；术后鼓励患者早日起床活动。治疗以对症治疗为主，轻者用理疗、中药；重度肠梗阻者应手术解除粘连；对大网膜粘连者可作大网膜切除术。

（3）盆腔静脉瘀血症：指术中未发现盆腔异常，而在术后发生的盆腔静脉瘀血。产生的原因：术后盆腔慢性炎症、粘连，导致盆腔静脉回流障碍、瘀血、曲张；输卵管结扎时折叠或切除过多，引起局部瘢痕或粘连，以致输卵管系膜静脉回流障碍。严重者静脉怒张成团或呈瘤状，并伴有淋巴管回流障碍及淤积怒张。典型症状为下腹部痛、腰痛、性交痛、月经白带增多及植物神经功能紊乱等。临床上确诊此并发症较为困难。通过详细病史询问、妇科检查，配合腹腔镜、盆腔静脉造影、B超等辅助检查方可证实。发病时间较短或症状较轻者，可行保守疗法，除注意休息，调整饮食，增强体质外，还可用中药、组织疗法、物理治疗等方法。保守治疗无效时可采用手术疗法，根据情况行单纯输卵管切除术或子宫切除术。不论做哪一种手术，其术后效果均较好，多数病人术后症状明显减轻或消失，并可恢复健康和劳动。

（4）月经异常：指术前月经正常，术后转经后连续3次月经周期、经期或经量异常，影响健康和劳动者。绝育手术是否会引起月经异常，意见并不一致。有认为绝育术时如影响卵巢血液循环，可引起月经异常。目前推广的输卵管抽心近端包埋术很少影响血运，故一般对月经无影响。如有月经紊乱可用3～4周期短效口服避孕药或中药治疗。

（5）宫外孕：输卵管结扎术失败率极低，失败者中偶有发生宫外孕者，据报道为0.46‰。腹腔镜电凝输卵管绝育术失败后宫外孕的发生率高。因此当绝育术后出现停经、不规则阴道出血伴腹痛，要警惕宫外孕的可能。确定诊断后应施行剖腹手术，术中应切除双侧输卵管。

（6）神经官能症：受术者术前正常，而在输卵管绝育术后出现一系列躯体上及精神上的症状，甚至影响劳动和生活。这些症状包括头痛、头昏、乏力、腰酸背痛、失眠、胃纳差、消瘦、四肢麻木、情感失调等，但相应器官并未查出器质性病变，则应考虑并发神经官能症的可能。它的发生与以下因素有关：术前未做好宣传教育和思想工作，患者思想不通，恐惧疑虑较大；术中医护人员保护性医疗制做得不够；手术中遇到困难及时间过长等不良刺激使术者产生不安、怀疑；术后出现某些暂时性不适感及异常现象没有及时处理。预防方法：术前一定做好思想工作，国外多建议术前先通过心理医生消除受术者的种种顾虑；术时除技术上精益求精外，应注意保护性医疗制，不随便讲与手术无关或不利于病人的话；术后出现症状及时检查，积极处理。治疗方面：除调动病人的主观能动性，合理安排生活及采用药物对症治疗外，还可与精神科医生合作使用暗示疗法。对久治不愈的神经官能症者可考虑行低剂量胰岛素治疗。

87. 输卵管结扎后能做复通术吗？

输卵管绝育术后，由于种种原因，如子女伤亡、婚姻变化等因素要求再生育者可行复通术。复通术属矫形手术，系切除原有结扎部位的瘢痕，行输卵管端端吻合术、造口术或宫角移植术等。

本世纪初即有人开始行绝育术后的吻合术，用的是肉眼下手术，但成功率波动于 4%～30% 之间。60 年代后期显微外科技术开始用于复通术，吻合术后宫内妊娠率明显提高到

50％以上，还降低了术后宫外孕的发生率。复通术的适应证、禁忌证及术前术后的要求如下：

适应证

（1）绝育术后因种种特殊原因希望再生育者。

（2）年龄在 40 岁以下。

（3）月经规则，卵巢排卵功能良好。

（4）身体健康，无心、肝、肾或严重高血压等不适宜妊娠的疾病。

禁忌证

（1）双侧输卵管切除术后。

（2）卵巢功能衰退或其它原因不排卵者。

（3）患有不宜妊娠的疾病，或各种疾病的急性期，或有结核性腹膜炎史。

（4）男方有不育史。

术前准备

（1）详细询问病史，着重月经史、生育史、绝育时间、绝育术者的技术水平及术后情况，如有无发热、腹痛等。

（2）如系再婚，男方为初婚或未生育过，应作精液和生殖器官的常规检查。

（3）确定输卵管的阻塞部位，必要时作子宫输卵管碘油造影或腹腔镜检查。

（4）向受术者及其家属说明复通术的成功率和各种可能出现的并发症，特别是会有一部分妊娠为宫外孕。

（5）手术一般在月经净后 3～7 天之内进行。

术后处理

（1）术后尽早起床活动，以预防腹腔粘连。

（2）如由腹部留置支架，可于术后 2～3 周时取出。宫腔内放置的支架，于术后 2 周内取出。

（3）无支架者术后 3～7 天行第 1 次通液术，下次月经后再作 1 次。

（4）术后半年内未妊娠者可再次通液，或作子宫碘油造影，如不通畅，应给予治疗。

88. 输卵管绝育术后会不会"变性"？

有些妇女担心做了输卵管绝育术后会使自己"变性"，如长胡子、嗓音变粗、不来月经等；或影响性欲、容易变老、变得男不男女不女等。这些想法都是没有科学依据的。大概是错误地把结扎输卵管当作切除卵巢了。妇女如切除双侧卵巢，可能会对身体带来一定影响，但也不会变性，何况绝育术并不影响卵巢，因此身体不会发生任何变化。

从生理上讲，女子乳房发育、嗓音变细和有月经等特征叫做"第二性征"。它的出现和消失是由卵巢所产生的女性激素支配的。女性激素维持生殖器官的发育和成熟，并促成第二性征的出现。壮年时期，卵巢的功能最旺盛；到了老年，卵巢功能逐渐衰退，女性激素分泌减少，第二性征也就逐渐消失。女性绝育术只是切断或堵塞输卵管，并不损伤卵巢。卵巢仍然可以保持其正常功能，继续分泌女性激素，并通过血液循环送到全身而发挥应有的作用，故不必担心绝育术后会发生"变性"。

四、女性外用避孕方法

89. 什么是阴道隔膜避孕？阴道隔膜有几种？怎样使用？

阴道隔膜又称子宫帽，是一种女用安全可靠的避孕工具。使用时把它置于阴道顶端，盖住宫颈口，使阴道内的精子不能进入宫腔，从而达到避孕的目的。

阴道隔膜有 7 种型号，每种型号的阴道隔膜均用乳胶薄膜制成，四周边缘橡皮膜内镶有弹簧圈，所以既柔软又富有弹性（图 6）。依其弹簧圈外直径（毫米），分为 50、55、60、65、70、75 和 80 等型号。我国育龄妇女最常用的是 65、70、75 号。

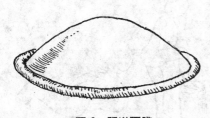

图 6　阴道隔膜

采用阴道隔膜避孕，放置前必须经妇科医生检查，无禁忌证后，用手指测量自阴道后穹窿至耻骨联合下缘的距离，再用尺测量其长度，以选择相应型号的阴道隔膜。如型号过小，宫颈口遮盖不严，隔膜易移位，精子便于通过而进入宫腔，造成避孕失败；如型号过大，可使阴道壁被挤压，造成阴道壁的损伤。所以选择阴道隔膜的型号是非常重要的。

大小最为合适的阴道隔膜是隔膜的后缘达后穹窿，前缘达耻骨联合后上缘，其它各缘紧贴阴道侧壁，阴道隔膜部正好盖上子宫颈部。

使用阴道隔膜前首先解小便，把手洗干净，详细检查隔膜有无破损或小孔，如无，则把避孕药膏挤在隔膜的凹凸两面（图7）及边缘上，并把药膏涂抹均匀。放阴道隔膜的姿势为坐式、蹲式、站立弯腰式或半卧式（图8）。放时将两腿稍

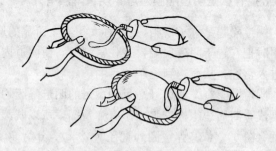

图7　阴道隔膜凹凸两面涂避孕药膏

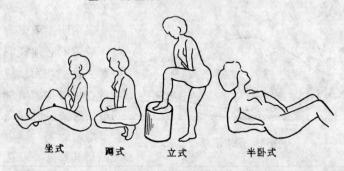

坐式　　　蹲式　　　立式　　　半卧式

图8　放阴道隔膜的姿势

坐式　蹲式　立式　半卧式

分开，一手分开大阴唇，另一手的拇指和中指将阴道隔膜捏成椭圆形，凸面指向宫颈，沿阴道后壁向上方送入，直达穹

隆顶端，再向前方移动，使阴道隔膜前端达到耻骨联合上缘，以盖住宫颈口全部和子宫颈（图9）。放好后再用食指检查一遍，如不合适可重新放入。只要经过医生测量，型号选择合适，放置正确，阴道隔膜不会影响正常活动，甚至大小便均不会受到丝毫影响。

一般在性交后8～12小时之后取出阴道隔膜。精子在阴道内存活时间为8～12小时，如过早取出，部分精子在阴道内尚有活动能力，可进入宫颈、宫腔内导致妊娠，避孕就可能失败。放置时间也不宜过长，不能超过24小时，以免刺激阴道壁，使分泌物过多而引起不适或感染。

阴道隔膜的取出如同放入的方法。用手指伸入阴道，钩住阴道隔膜的前缘，向上、向外慢慢拉出。取出的阴道隔膜要用肥皂水洗净，同时检查有无漏孔或破裂。如无损伤，则应擦干净，涂上滑石粉，包好，保存备用。只要用得好，1只阴道隔膜可以避孕2年左右。

90. 哪些妇女不能使用阴道隔膜避孕？

以下妇女不能使用阴道隔膜避孕：

（1）患生殖道炎症，如阴道炎、重度宫颈糜烂、盆腔炎症，反复发作的泌尿系统感染及习惯性便秘者。

（2）阴道过紧，阴道畸形如阴道纵隔或横隔，阴道壁过松或膨出，子宫脱垂者。

（3）对橡胶过敏者。

（4）智商差和经反复教而无能力学会者。

91. 阴道隔膜避孕有哪些优缺点？

优点如下：

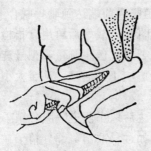
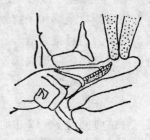

1. 将阴道隔膜捏扁成窄长形，
放入阴道

2. 顺着阴道后壁放进去

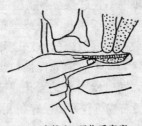

3. 一直推入，顶住后穹窿

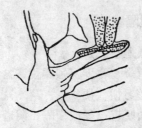
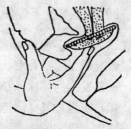

4. 用食指或中指把阴道隔膜
弹簧圈的前缘向上推

5. 盖住子宫颈

图9　放置阴道隔膜的步骤

（1）如使用正确，避孕有效率可高达 95%。

（2）使用方法简便、经济。

（3）不影响性生活的快感。

（4）对人体无害。

缺点如下：

（1）如使用时过早取出阴道隔膜，此时精子尚未完全死亡，可导致怀孕。

（2）放入时没有完全盖好宫颈口而导致怀孕。

（3）放入前未检查阴道隔膜，因有破损而使避孕失败。

（4）使用时没有并用杀精药物，以致避孕失败。

（5）阴道隔膜的大小型号不合适，使精子进入宫腔而导致避孕失败。

（6）使用阴道隔膜避孕时易出现以下副作用：①由于使用杀精剂，男女双方的局部产生刺激性，并有轻微的烧灼感。②有的妇女对橡胶或杀精剂出现过敏或不良反应。③未认真洗净阴道隔膜而重复使用，以致引起阴道炎症。④阴道隔膜在阴道内存放过久，引起局部反应，导致阴道分泌物增多，细菌在阴道内繁殖，从而引起阴道、宫颈感染。⑤阴道隔膜周围是由弹簧圈构成的，如配戴不合适，向上会压迫尿道，引起膀胱尿道炎症，向后会压迫直肠而致便秘。

92. 女性外用避孕药有哪些？

女性外用避孕药即杀精剂，是通过改变精子细胞膜的渗透压以杀死精子从而达到避孕的目的。

杀精剂一般分为两种：一种是化学杀精剂，直接杀死精子；另一种是采用胶冻、霜剂或泡沫剂支持杀精剂，同时消耗精子的能量。杀精剂的剂型有栓剂、片剂、胶冻、药膏和药膜。杀精剂的主要成分为壬苯醇醚、烷苯醇醚和盖苯醇醚等。现分述如下：

（1）外用避孕药膏：是一种半透明的糊状物，每100克内含醋酸苯汞0.09克，规格为50克装入塑料管内。它能杀死精子，对人体无害，与阴道隔膜、避孕套合用避孕效果更好，同时还可起到性交时的滑润作用。

（2）壬苯醇醚胶冻：是以壬苯醇醚为主药制成的半透明、半固定的胶冻，对人体及其内分泌功能无干扰。它的特点是能有效地使精子失去活力，破坏精子的细胞膜，从而杀死精子，以达到避孕的目的。

使用方法是在性交前先打开避孕药膏或胶冻旋盖，将药物注入器（图10）接在药物的螺口上，挤压药物的塑料管，使药物装入注入器中到规定的刻度，然后取下注入器，盖好药盖，置于一旁。妇女仰卧在床上，将盛有药物的注入器慢慢插入阴道深处，缓慢推动注入活塞，使药物均匀涂在子宫口周围，药物完全注入后取出注入器（图11）。

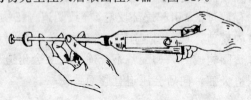

图10　避孕药膏或胶冻注入器

（3）外用避孕药膜：主药分别为烷苯醇醚和壬苯醇醚，均为杀精子剂。其包装为药膜型，每张药膜之间有纸相隔，含量为50毫克。性交前女方将两张纸之间的药膜取下揉成小团，用手指将它推入阴道深处。如感到粘在手指上，可旋转1周使之推入阴道深处。10分钟后待药膜溶解后再性交。但值得注意的是每次性交都要用1张药膜，否则杀精子不彻底，易失败。

（4）安乐醚外用
避孕片：是白色泡腾
片，内含壬苯醇醚
100毫克和适量的发
泡剂。把它放入阴道
内溶解后会产生大量
泡沫，机械地阻止精
子前进；此外，它还
能改变精子的渗透压
而杀死精子。使用时
应先洗净外阴，并将
手洗干净后将药片深

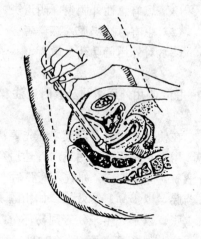

图11　避孕药膏或胶冻注入器用法示意

深放入阴道内5分钟后性交，如再次性交，还需放入1片以
提高效果。此种避孕片使用简便，避孕效果好，不影响性生
活的快感。但有少数人的局部会发生过敏反应，如局部烧灼
感及不适等，一旦出现这种情况，可改用其它方法避孕。

93. 女性外用避孕药适合于哪些人?

女性外用避孕药适合于：
（1）育龄妇女。
（2）哺乳期妇女。不适合放入宫内节育器者更为适用。
（3）患有慢性肝炎，肾脏疾患的妇女，不适合使用口服
避孕药者，均可采用外用避孕药避孕。

94. 女性外用避孕药不适合于哪些人?

女性外用避孕药不适合于：

（1）患有急性外阴炎、阴道炎、宫颈炎者。

（2）患有急性泌尿系感染者。

（3）对外用避孕药过敏者。

95. 使用外用避孕药膜时应注意些什么？它有何优缺点？

在使用外用避孕药膜之前先要清洗外阴，然后洗净手，将药膜用食指深深推入阴道内直达后穹窿，10分钟后等药膜充分溶解，即可性交。如放入药膜后30分钟未性交，应再放1张药膜，以提高避孕效果。如相隔1小时后再有性交，应再放1张，以杀死精子，否则易怀孕。

如发现药膜变硬（天冷时易出现这种情况），只需用手心稍加温后即可再用。药膜一般可在防潮情况下保存两年，只要不过期就可使用。

有少数妇女对外用避孕药膜过敏。如在使用时外阴局部有瘙痒、烧灼感、红肿等不良反应时应停止使用。

避孕药膜的优点是使用方便，避孕效果好，可达95％以上；对人体健康无害，不干扰人体内分泌功能及正常月经。缺点是使用不当可影响避孕效果；对药膜过敏者及重度宫颈糜烂者不宜使用。

96. 使用外用避孕药片时应注意些什么？它有何优缺点？

外用避孕药片是一种发泡性避孕剂，为白色圆形药片，内含杀精子剂壬苯醇醚。此药片遇水产生碳酸并分解出二氧化碳，可形成许多泡沫，使药片中杀精子剂迅速扩散，均匀分布到阴道各处，由泡沫阻止精子前进，消耗精子能量，减弱其进入卵子的活动力。

使用时将药片用水浸湿一下,再用手将其推入阴道深处,5分钟后药片溶解即可性交。

应注意,在性交射精后6小时方可用温水洗净阴部,不可提前,以免影响避孕效果。使用时要按规定方法将药片放入阴道深部,不可过浅。药片放入后不要坐起或站立,以免药片掉出。重复性交需再放1片。

外用避孕药片的优点是使用方便;不影响人体健康及内分泌功能。缺点是避孕效果稍差,对外用避孕药片过敏,如出现阴部烧灼感等时不宜使用。

97. 什么是避孕栓? 如何使用? 有何优缺点?

避孕栓是一种一头为尖形的栓剂,其主要成分为醋酸苯汞或壬苯醇醚的杀精子剂。它可以在体温条件下约10～15分钟后溶化为液体,直接杀死精子或影响精子的活动;溶化后的药液呈油状,涂于子宫颈口,可阻止精子进入宫腔,从而起到避孕的作用。

在性交前将剥去包装的避孕栓1枚,轻轻推入阴道深部,5～10分钟溶化后即可性交。性交后大部分液体随阴道分泌物与精液排出体外。射精后6小时可用温水洗净外阴部。

避孕栓的优点是用法简便,不影响性生活的快感,药物本身无任何副作用。壬苯醇醚栓在体内杀精效力及速度明显高于壬苯醇醚膜。缺点是避孕的效果不及口服避孕药及宫内避孕器,少数妇女有过敏现象或阴部有轻微刺激感。

在使用避孕栓时,一定要按规定的时间及方法应用。若避孕栓放入后超过半小时未性交,则需再放入1枚方可性交。在室温较高时避孕栓易变形,变形后仍可应用,但若变色或变质则不可使用，以免影响其避孕效果。栓剂易损坏橡胶，故不宜与阴道隔膜、避孕套等同时使用。

患有阴道炎、重度宫颈糜烂、阴道过度松弛、子宫脱垂者不宜使用避孕栓。

98. 什么是阴道避孕海绵？如何使用？有何优缺点？

阴道避孕海绵呈圆形，其直径约为 5.5 厘米，厚度约为 2.5 厘米，一面凹陷可盖住宫颈口，一面有环状带子可在房事后拉出海绵。避孕海绵内浸满杀精子剂聚氨基甲酸脂，内含壬苯醇醚及柠檬酸等。

在性交前将避孕海绵放入阴道，海绵可释放杀精子剂杀死精子或影响精子的活动，同时海绵的屏障作用可阻止精子进入宫腔，从而达到避孕的目的。

使用避孕海绵时应先用洁净清水将其浸湿，这样可激活其内杀精子剂的作用，然后将其放入阴道深部，并一定注意要将凹陷面盖住宫颈，10～15 分钟后即可性交。一般避孕海绵作用持续的时间在 24 小时以内，性交后 6 小时可将海绵拉出。

应用避孕海绵的优点是用法简单方便，一次放入后 24 小时内可多次性交，正确使用有一定避孕作用；若与阴茎套、安全期避孕等法合用还可增加避孕效果。缺点是费用较贵；避孕失败率较高；少数妇女经常应用杀精子剂后可发生过敏现象，如阴部出现皮疹、全身发热、腹泻、疼痛等，此时应及时去医院诊治。

除有过敏史者应禁止使用阴道避孕海绵外，有阴道炎，阴道壁松弛、子宫脱垂或畸形者亦禁用避孕海绵。少数妇女性交后海绵取出困难，或取出时将海绵拉碎则应去医院请医生协助解决。性交后若发现海绵移动，未能很好地盖住宫颈口，则应立即采取补救措施，如加服避孕药等以减少受孕的机会。

99. 什么是阴道环？如何使用？有何优缺点？

阴道环系用硅橡胶制成，其外直径为50～60毫米，粗约9毫米，环内放置孕激素或孕激素加雌激素。常用的孕激素为18-甲基炔诺酮、甲地孕酮等。由于阴道上皮对一些药物有良好的渗透吸收作用，应用硅橡胶可缓慢释放药物，因此将阴道环放入阴道后，孕激素可透过环壁缓慢持续释放，使血浆中女性激素的浓度处于恒定水平，影响子宫内膜及宫颈粘液，使之不利于受孕或阻碍孕卵着床而起到长效避孕作用。

阴道环使用的方法有多种，常用的方法为于月经周期第5日将环放入阴道达到后穹窿或子宫颈上，留置3周后取出。由于孕激素的撤离，子宫内膜发生撤退性出血而来月经。可如此反复应用。亦可将环留置阴道内3个月，甚或1～2年而连续使用。国内常用的阴道环有上海甲硅环（含甲地孕酮）、上海18-甲基炔诺酮环（含18-甲基炔诺酮）等。

阴道环的优点是避孕效果可达95％以上；使用方法简单；可留置较长时间；一种阴道环可适用于大多数需避孕的妇女，无需更改型号，只要环的表面贴住阴道壁或宫颈，药物即可由上皮细胞吸收而起到避孕的作用；阴道环虽含有性激素，但并不干扰人体正常的内分泌功能。阴道环的缺点是有一定的副作用，如不规则阴道出血，系由于孕激素引起突破性出血所致，一般可加服小量雌激素或短效口服避孕药来止血；少数妇女有环脱落或带环怀孕现象；个别妇女则可影响性生活或因经常阴道出血而继发感染。

对于经常用力、取蹲位姿势的妇女及有阴道炎、宫颈重度糜烂、阴道壁松弛、子宫脱垂等情况者不宜使用阴道环。

100. 什么是皮下埋植法避孕？有何优缺点？

皮下埋植法避孕是以硅橡胶为材料制成胶囊，内装 18-甲基炔诺酮，并将其埋入上臂的皮下组织而起到避孕作用的。其避孕原理是利用贮存在胶囊内的孕激素缓慢而恒定地释放，改变子宫内膜的形态，使受精卵不能着床；改变宫颈粘液的粘稠度，使精子不能进入宫腔；还有约 50％的妇女可以抑制排卵或致黄体功能不足。

一般在月经来潮 7 日以内，切开上臂内侧，在皮下植入 6 个胶囊（为一组），使之按扇形排开（每一个胶囊长 3.4 厘米，粗约火柴梗）。手术极为简单，术后药物立即开始释放，24 小时即可起到避孕作用。埋入一组胶囊可避孕 5 年，到期取出，如需继续避孕，可以在取出的同时再埋入一组。如在使用中希望生育，亦可随时取出，生育力可迅速恢复。

皮下埋植法避孕的优点是避孕效果较好（但不及口服或注射避孕药）；作用时间长且可逆；方法简便。缺点是月经紊乱发生率较高，约占 30％，多为闭经。若闭经时间过长或同时出现体重增加等其它症状时应停药观察，待月经自然恢复。

101. 女用长效避孕针有哪几种？有何优缺点？

女用长效避孕针是以孕激素为主，配伍少量雌激素的长效避孕针剂。它可制成脂溶性或水混悬液，肌肉注射后药物贮存于局部，然后缓慢释放，以发挥长效避孕的作用。其避孕原理为抑制排卵或改变子宫内膜及宫颈粘液，使其不利于受精卵着床而达到避孕的目的。

常用针剂有复方己酸孕酮避孕针，又称避孕针 I 号。其用法为第 1 针（2 支）在月经周期第 5 天肌肉注射，以后每月第 10～12 天注射 1 针，注射 1 针可避孕 1 个月。此外，还有庚炔诺酮避孕针 I 号，用法同己酸孕酮避孕针；复方甲地孕酮避孕针，每个月注射 1 次；庚炔诺酮避孕针 II 号，每两个月注射 1 次等。

长效避孕针的优点是避孕效果好，疗效一般均在 95％以上；由医务人员给药，可及时掌握其用药效果及副作用；药物不经过胃肠道吸收，胃肠道反应少见。缺点是有一定的副作用，主要以月经紊乱较为突出，可表现为经期延长，系由于子宫内膜脱落不全引起，可在经前或经期加服短效避孕药 4 日，停药后促使内膜很快脱落以达到药物刮宫的作用；亦可表现为月经周期缩短，阴道不规则出血或闭经，可酌情补充雌、孕激素，以达到促进子宫内膜生长或药物刮宫止血的目的。其它副作用还有类早孕反应如恶心、头晕、乏力等及过敏反应等。

在使用避孕针过程中要注意检查乳房，一旦发现乳房有肿块，即应停药。使用时除应按时按剂量注射药物外，并应将药物抽净，作深部肌肉注射并注尽，藉以达到满意的避孕效果及减少月经紊乱等副作用的发生。还应常与医务人员保持联系，共同观察反应和效果，一旦出现副作用，应及时告知医生，以便立即采取有效的措施。

102. 停用避孕药后多长时间可以怀孕？

应用避孕药避孕的妇女若要怀孕，以在停用避孕药半年后怀孕为宜。

如前所述，避孕药是由雌激素及孕激素配伍而成。它的避孕原理主要是抑制排卵，因此，应用避孕药的妇女在服药期间，其下丘脑-垂体-卵巢轴的功能处于被抑制状态，而在停药后其正常卵巢功能需要一段时间来恢复。只有卵巢功能完全恢复正常的妇女，其所排出的卵子才可能是健康的，受精后所发育长大的胎儿才可能是正常的。一般认为这段时间大约需要半年左右。

另有研究表明，服避孕药的妇女其染色体的正常分裂可能受到影响，因而胎儿有可能致畸，如避孕药可使胎儿性别发育异常，胎儿肢体、心脏等畸形。因此，停药后也需要一段时间来使染色体分裂性能恢复正常，以便清除避孕药对胎儿可能发生致畸的影响。

总之，在计划怀孕前 6 个月，妇女应停服避孕药而改用其它方法如避孕套等方法避孕。

103. 什么是安全期避孕？它可靠吗？

安全期避孕是指在不采用任何避孕方法或手术，避开在排卵前后易受孕的时期性交，以达到避孕的目的。

生育期妇女通常是在两次月经周期的中间排卵，此时称为排卵期。卵细胞排出后，受孕的时间为 24 小时以内。精子进入女性生殖道后，如果在良好的宫颈粘液中获能（获得生育能力），尚能存活 1～3 天。如月经周期平均为 28 天，排卵日期是在月经前 14 天。如能明确排卵时间，在排卵前 5 天和排卵后 1 周的受孕危险期内避免性交，在此之外的时间可不受限制，即可达到避孕的目的，也就是安全期避孕。

生育期妇女应学会掌握排卵的几个要点：

（1）认真记录月经卡片以测知排卵期：在月经来潮的第 1 天就开始记录，连续记录 3 个月，这样便可知道自己的月经周期是多少天，也就是两次月经间隔多长时间，每次月经持续几天，从而便可测知在两次月经周期中间的排卵期。在排卵期前后的受孕危险期内避免性交，便可达到避孕的目的。

（2）基础体温测定法：基础体温也叫静息体温，是指人体在完全休息6～8小时后的体温，临睡前将体温表甩至35℃以下，放在枕头旁边，醒后不说话，不起床，不喝水，将体温表放在舌下测量后，将体温记录下来，划在表格上。生育期的妇女在月经周期中体温呈双相，排卵前体温较低，一般为36.5℃左右，呈现低温相，排卵时体温更低，排卵后体温上升至37℃或以上，并一直持续到下次月经来潮。这种低温与高温的变化是由卵巢所分泌的激素引起的。测量基础体温如连续升高3日之后，便为安全期。这样连续测量3个月的基础体温，便可以准确地测出排卵的日期和安全期，从而可以采用安全期避孕。

（3）宫颈粘液测定法：它是通过观察宫颈粘液的周期性变化，来判定易受孕期和不易受孕期的简便方法。宫颈粘液的变化是靠自己的外阴感觉，主要有4种感觉，即粘、滑、干、湿。此种方法称之为比斯林法。当自己感到外阴粘滑即进入危险期，此时要禁止性交；如当外阴干湿时尤其干时，可隔日晚上性交。注意月经期或阴道出血期避免性交。

以上三种方法如同时采用，可获得较好的避孕效果。它只适合于月经周期规律的妇女，夫妇经常在一起生活、能熟练地掌握安全期的人使用。对于新婚夫妇、两地分居的夫妇、产后或流产后妇女、精神情绪不稳定者均不适宜。因为排卵是受大脑皮层支配，一旦兴奋，可使大脑发出信号，使促性腺激素分泌，继而促使卵巢兴奋，排卵的规律就会被破坏而发生额外排卵，使之受孕，所以安全期避孕对某些人就不十分可靠了。

104. 哺乳期能避孕吗? 应注意些什么?

哺乳期能避孕。在哺乳期内由于婴儿吸吮乳头,刺激垂体前叶分泌的催乳素和垂体后叶分泌的催产素,抑制了促性腺激素释放因子的释放,促使卵巢功能低下,使子宫变小而且软,导致月经停止来潮。产后前2个月内的妇女对婴儿的吸吮兴奋反应最为明显。据报道,仅30分钟的吸吮,可使催乳素的释放达到高峰。利用这个原理,科学家们认为可以采用哺乳期避孕,以达到短时间控制生育的目的,或推迟采用其它避孕的方法。

但应注意,哺乳期避孕只适用于产后6个月以内的妇女。此时乳汁量充分,可不添加任何辅食,达到完全哺乳,使妇女完全闭经,即可有较满意的避孕效果。

产后6个月,月经已恢复或婴儿已添加辅食,不能再保持完全哺乳,妊娠的危险性就会明显增加,应该及时采用其它方法避孕。否则即使延长哺乳期,但不采用其它避孕方法,仍然会出现哺乳期内怀孕,甚至怀孕后自己还不知道,以致当发现时妊娠月份已大了,给终止妊娠带来困难,使自己身体健康也受到较大的损失。

此外,长时间的哺乳会使子宫体缩小,影响母亲的身体健康,同时也会因母亲乳量的不足和营养成分的短缺,影响孩子的健康和发育。所以哺乳达到半年时,就应及时给孩子增加必要的辅食,同时应采用适当的避孕方法。一般可采用男用避孕套、女用避孕药膜、阴道隔膜;如经检查子宫大小基本正常,宫腔在5.5厘米以上者,可放置宫内节育器;亦可采用体外排精法或会阴尿道压迫法等方法。

哺乳期绝不能采用药物避孕。这是因为在哺乳期内卵巢功能尚未完全恢复,此时用药会引起母亲的内分泌功能失调,影响乳汁的分泌;药物也会通过乳汁进入婴儿的体内,不利于婴儿的生长和发育。

105. 新婚夫妇应采用哪种方法避孕?

新婚夫妇大都比较年轻。刚刚建立甜蜜幸福的小家庭,除年龄较大者外,大多希望婚后能有一个生育的间隔时间。但如果不采取有效的避孕措施,婚后就会立即受孕,随之带来的是怀孕后的早孕反应和妊娠分娩期一系列问题,给新婚夫妇精神上及生活上增加了一定负担,所以有计划地安排好生育的时间,婚后生活会更加美满。

从男女青年生理发育的特点来看,以 25～30 岁为生育最佳年龄。一般这个时期生育力旺盛,难产发生率也低,如在这个时期生育,是可顺利地得到一个聪明健康的孩子,母亲也少受痛苦。因此假如您婚后不打算立即生育,要作好婚后的计划生育,必须根据新婚时的有关特点,选择有效的避孕方法,避免受孕,万万不可存有侥幸心理,或用人工流产术作为避孕措施。

避孕方法很多,应选择对生殖道刺激性较小,安全,对今后妊娠不会带来影响的避孕方法。避孕的方法可根据每个人的不同情况选择。现介绍一种比较适合新婚夫妇的避孕方法,即先用口服避孕药,1 个月以后再改用避孕套。

探亲避孕药或口服短效避孕药是新婚期的首选避孕措施。因为以上口服避孕药效果可靠,服用方便,对性生活没有任何影响,特别是探亲避孕药,不受月经周期的限制,所以,适用于大多数的新婚夫妇。18 甲速效探亲避孕片、上海探亲Ⅰ号避孕片及天津探亲避孕丸的服用方法:婚前 1 天开始服药或性生活前 8 小时开始服第 1 片,新婚当晚服 1 片,以后每晚服 1 片,连服 15 天,停药后即可行经。如愿继续采用口服避孕药,可于行经第 5 天开始服用任何一种短效口服避孕药;如愿用工具避孕,经后可开始使用。

使用探亲避孕药避孕的优点是:

(1) 服用方便,不受月经周期的影响。

(2) 不干扰性生活,因新婚阴道较紧,故适合新婚初次性交和性生活频繁的特点。

(3) 只要按规定服药满 15 天就效果可靠。

但因药物的剂量比较大,只能服 1 个周期,不应经常服用。此外患有慢性肝炎、肾炎者不宜服用。如以往有严重的月经不调,如月经稀发或经常闭经者慎用。

短效口服避孕药有 Ⅰ 号、Ⅱ 号、0 号避孕片及复方 18 甲短效避孕药等,要注意的是必须在结婚当月月经周期第 5 天开始,每天服 1 次,连续服用 21～22 天,停药后 3～5 天行经,于行经第 5 天再开始下 1 个周期的服药或改用避孕套。为了保证下一代的健康发育,要在计划妊娠的半年前改换工具避孕,也就是最好在停药半年后才妊娠。

新婚时期,唯一合适的避孕工具是男用避孕套。近年来国内的避孕套质量提高,膜薄而软,外涂以硅油作滑润剂,颜色各异,表面还有微小的颗粒和螺纹,可增加性生活的快感。避孕套是采用无菌生产及单个包装,减少了性生活的不便,是新婚期较好的避孕工具。但使用时要注意以下几点:用前应先检查有无漏气;每次性交前都必须事先戴好;取出后要检查避孕套有无裂口,如发现破裂应及时采用补救措施;如立即服用 2 片短效口服避孕药,次日晨再服 1 次,连续服 10～15 天。避孕套只能使用 1 次,不要重复使用。

106. 已有一个孩子的夫妇应采用哪些方法避孕？

已有一个孩子的夫妇，应采用长效、安全的避孕方法。

（1）宫内节育器：是我国育龄妇女最常用的避孕方法。它安全、可逆，避孕有效率高达 90% 左右。放入宫内节育器，一般以在月经净后 3～7 日为宜。放前应做妇科检查，如有生殖道炎症、宫口过松或月经过多者，不能放置。放置时医生根据宫腔大小，选用不同种类、型号的宫内节育器。金属单环一般可放置 20 余年，T 形、V 形等节育器可放置 7～10 年。如果放置年限已到，可到医院检查，由医生决定是否需要更换。对于 35 岁以上的妇女，以选用宫内节育器为好，因自 35 岁开始，妇女卵巢功能逐渐下降，不宜再受外界人工合成的激素的影响，采用药物避孕会导致卵巢功能进一步紊乱，如月经不调等。

（2）各种长效口服避孕药或避孕针以及阴道环等：均必须在医生指导下使用。

（3）皮下埋植法：适用于育龄期妇女，可在有条件的医院进行植入，一次可避孕 5 年。

（4）其它：月经周期规律者可采用安全期避孕法或外用避孕工具等方法。体外排精法或会阴尿道压迫法等亦可酌情采用。对于某些生育期妇女因某些原因不能坚持避孕或多次受孕者，夫妇双方可在孩子 10 岁以后避开小儿易患传染病的年龄，考虑采取永久性避孕措施，如男方的输精管绝育术或女方的输卵管绝育术，都是安全可靠的好方法。

107. 已有两个孩子的夫妇应采用哪些方法避孕？

已有两个或两个以上孩子的夫妇，一般不应再生育了。计划生育是我国的一项基本国策，当前计划生育的主要任务是降低人口增长速度，提高人口素质。我国提倡一对夫妇只生育一个孩子。因此，已有两个或两个以上孩子的夫妇，就应采取永久性的避孕措施，即男子的输精管绝育术或女子的输卵管绝育术。长效的避孕措施如长效避孕药、放置宫内节育器、皮下埋植法等也是可靠的避孕方法。

108. 探亲夫妇应该如何避孕？

夫妇因工作和学习等原因而两地分居，一般1年之内仅有1次或数次团聚，而且时间都不长。一旦久别重逢，尤如新婚夫妇，感情易发生冲动。在此期间性生活较频繁，卵巢易发生额外排卵，如不注意避孕就易怀孕。因此绝不能采用安全期避孕法，因为它不可靠。此时应采用以下暂时性的而且又安全可靠的避孕措施：

（1）各种外用避孕工具：如避孕套、子宫帽、外用避孕药膜等。

（2）探亲避孕药：它不受月经周期的影响，可在探亲当日中午服1片，晚上再服1片，以后每天1片，坚持服用直至服满14天。如探亲未结束，可改服短效避孕药。两种药物共服22天，停药后月经即可恢复。

（3）短效口服避孕药：服药前应计划好探亲日期，在当月月经来潮的第5天开始服用，每天1片，一直服用22天。

（4）宫内节育器：可作为房事后的补救措施。一般在房事后5～7天，经医院检查后放置。最好放一枚带尾丝的宫内节育器，以便取出。1年内探亲次数频繁者可继续放置。如果1年只探亲1次，探亲结束后就可到医院取出。

探亲夫妇不宜服用长效避孕药、注射长效避孕针或采用皮下埋植法避孕。因在用上述药物后 2～3 个月内有类早孕样反应或阴道不规则出血，随着时间的推移，上述反应才逐渐消失，探视时间短就大可不必采用了。

109. 更年期妇女还应避孕吗？

更年期妇女的年龄通常为 40～52 岁。在此期间，由于卵巢功能逐渐减退，出现月经周期紊乱，但在月经完全停止之前，卵巢仍然会排卵而怀孕，因此不能放松警惕。目前随着人们生活水平的提高，绝经年龄大大推迟，甚至直到 55～56 岁仍有月经，在此阶段还应坚持避孕，并应选择对内分泌功能无影响的避孕方法。

（1）原采用宫内节育器，如属金属单环，可继续使用，至绝经后 0.5～1 年内取出。

（2）避孕套，阴道隔膜，女用避孕套等外用避孕工具可选用。

（3）采用各种外用杀精剂，如外用避孕药膜或避孕栓剂等。

（4）采用体外排精法或会阴尿道压迫法避孕。

更年期妇女不能服用口服避孕药，因高龄妇女服用后发生高血压、冠心病、血栓症的机会较多。此外，也不能放置宫内节育器，因更年期妇女的宫颈较硬，不易放入；而且节育器往往会引起月经过多。对已有月经紊乱或合并子宫肌瘤等妇科疾病者，如再发生月经失调，会给临床诊断带来一定困难，对更年期妇女的健康也不利，因此，以不放入宫内节育器为好。

110. 患病期间的妇女应如何避孕？

患病期间按病程的急性、慢性阶段，按疾病的不同性质及种类，其避孕方法的选择是比较复杂的。

（1）急性疾病，如大叶性肺炎、急性肝炎、急性肾炎等疾病的患病期间应禁欲，以防止病情加重和夫妻间交叉感染。

（2）慢性疾病，如慢性肾脏疾病、心血管疾病、糖尿病、严重高血压、乳房肿块、卵巢或子宫肿瘤、月经不调等患病期间，可采用避孕套、各种外用避孕药、体外排精法、会阴尿道压迫法等避孕，但不宜采用口服避孕药。

（3）患重度贫血、月经过多、生殖器炎症、重度宫颈糜烂、子宫口过松、子宫Ⅱ～Ⅲ度脱垂者，可采用工具或体外排精法避孕，不宜放置宫内节育器。

（4）膀胱膨出、直肠膨出、子宫脱垂患者，不能放入阴道隔膜、阴道环，因为容易脱落而造成避孕失败。应采用体外排精法、会阴尿道压迫法等避孕。

（5）夫妇有一方患乙型肝炎，为避免通过精液或阴道分泌物传染给对方，性交时应采用男性避孕套，用过的物品均应煮沸消毒，消灭病毒，以防止通过其它途径感染。

111. 什么是人工流产术？

人工流产术通常是一种因避孕失败而采取的补救措施，有时也是因孕妇患重病或有不良的孕产史，而采用手术器械或药物将胚胎组织和胎儿取出或排出，使妊娠终止的一种方法。

人工流产术按其妊娠时间的长短，可分为早期、中期两种。早期妊娠终止是指在妊娠12周以内（俗称3个月）；中期妊娠终止是指在妊娠 16～24 周以内。如妊娠超过 24 周，需作特殊处理。

112. 人工流产术的适应证和禁忌证是什么？

适应证

（1）因避孕措施失败而怀孕，要求终止妊娠而无禁忌证者。

（2）有不良孕产史，不符合优生者。

（3）因患各种疾病不利于妊娠者。

禁忌证

（1）各种疾病的急性发作期。

（2）急性生殖道炎症，如滴虫性阴道炎、霉菌性阴道炎、脓性白带等。

（3）妊娠剧吐尚未治愈者。

（4）术前体温两次在 37.5℃以上者。

（5）术前 3 日之内有性生活史者。

113. 人工流产术有哪几种方法？手术后应注意些什么？

孕妇一旦发生计划外妊娠或因疾病不能妊娠，应尽早施行人工流产术，这样对身体健康的影响可以减少。我国目前采用的人工流产手术方法有以下几种：

（1）诱导月经法：适用于妊娠 6 周以内者，所用的吸管为可弯曲的塑料管。它有两个相反方向带斜面的开窗，周径约 4～6 毫米，另一端接上 50 毫升的针筒，将宫腔内容物吸出。

（2）负压吸引法：是我国目前常采用的手术方法。于 1964 年由上海虹口区中心医院首先应用，以后在全国推广。它适合于妊娠 10 周以内的孕妇,其原理是利用负压吸引,吸出早期妊娠的胚胎组织和蜕膜,使妊娠终止。通常妊娠 9 周以上者均需住院手术。术前应在宫颈内外口放一枚宫颈棒,以便扩张宫颈,有利于手术操作。

负压吸引法通常称人工流产术,在我国已应用 30 余年,妇产科医生都会操作。它是全凭手的感觉的小手术,比较安全。术前孕妇应如实向医生讲清病史,说明哺乳否,以及过去人工流产术的次数、时间,以便医生采取相应措施,使手术顺利进行,并要经医生做妇科及全身检查和必要的化验检查等。术前 3 日禁止性交;术前 1 日洗澡,更衣,携带干净内裤、月经带和卫生纸。手术当日早晨不吃东西,以防术中出现恶心,呕吐等,可喝少许糖水。术前要排空小便。术中有什么不适感应马上告诉医生和护士,千万不能自己乱动身体,否则易使手术器械穿出脏器,造成意外损伤。施术时术者先认真检查子宫的位置、大小,做到心中有数;然后消毒外阴、阴道,宫颈管以碘酒酒精消毒后用 1％地卡因行宫颈麻醉,以免扩张宫颈时疼痛;然后用探针徐徐放入宫腔内,轻轻探测宫腔的深度,再按下表(表 3)决定选用不同型号的吸管及相应的负压施术。

表 3　妊娠时间和吸管、负压的选择

妊娠时间	吸　　管	负压 mmHg	kPa
6 周以下	5、6 号	350～400	47～53
6～7 周	6 号	400～450	53～60
7～8 周	6、7 号	450～500	60～67
8～9 周	＞7 号	450～500	60～67

放入吸管时一定要顺着子宫的方向将吸管头部送入子宫腔底部，遇到阻力后退回一点，然后稳、准、轻、柔吸引操作，将子宫腔内的胎儿和其它成分一起吸出。要求放置宫内节育器者，术前须与医生讲明，以便安排进行。如系门诊手术，术后休息1～2小时后再由家属陪送回家。术后2周内有少量出血为正常现象。如出血超过月经量，或血量逐渐增多，或有腹痛、发热等异常情况，要及时复诊，以判明是否术后宫腔内有残留物或并发其它疾病。术后1月内禁止性生活和盆浴，注意外阴清洁，使用清洁卫生纸和月经带，以免感染。术后要坚持避孕。

114. 人工流产术后有哪些现象属于异常？

人工流产术虽然操作简单，但妊娠期子宫血管丰富，宫体变软，术者稍有不慎就可能发生异常情况，给受术者带来痛苦，甚至意外。

（1）出血：术中出血常常发生在妊娠周数较大者。因为胎盘面积较大，而选用的吸管较小，负压不够，不能迅速将胎盘及胎儿成分取出，子宫就不能很好地收缩止血，所以容易引起出血。此时应尽快除去胎盘组织和宫腔内容物，再注射宫缩剂，出血就会止住。

（2）术后残留物：人工流产术后如果有少部分绒毛或蜕膜残留在宫腔内，易发生术后感染。其症状是子宫收缩不良，阴道不规则出血，至术后2周出血仍不止，有时量很多，或为血性白带，有臭味，多伴有微热，说明宫腔内有感染。此时一定要请医生仔细检查，如发现宫腔内有绒毛或蜕膜且部分在宫颈口堵着，应在抗感染的同时，立即消毒局部，然后清除宫腔内残余的组织，术后给以抗生素及宫缩药物。有时少量残留在子宫腔内的蜕膜组织，由于慢性炎症和异物的刺激，易形成子宫内膜息肉，其血运与子宫壁血运相通而引起出血。因为息肉可在子宫内长期存留，所以应该在宫腔镜下手术切除，以彻底解决子宫的不正常出血。

（3）漏吸：孕妇做完人工流产术后仍有早孕反应，除了因子宫畸形影响手术成功之外，还常有另一种情况，那就是因为子宫的位置不好，或手术医生胆怯，未能将胚胎组织吸出，使胎儿在子宫内继续生长发育。对此孕妇决不能抱有任何幻想，应到医院尽早手术。因为胎儿经过人工流产术的创伤，即使足月分娩，很可能为残疾儿，会给孩子、家庭、国家带来痛苦或负担。

（4）子宫穿孔：人工流产术是一种盲目的手术，全凭医生手的感觉。如孕妇子宫位置不好（重度前倾屈或后倾屈）、宫颈发育不良、年龄<20岁或>50岁(子宫颈和阴道弹性差、子宫收缩力较弱)、哺乳期子宫较软、子宫畸形等，均会给手术带来一定的困难，甚至发生子宫穿孔。子宫穿孔时孕妇突然感到下腹部剧烈疼痛，伴有恶心、呕吐、肛门下坠等不适，严重者面色苍白、出冷汗、四肢发凉，甚至昏厥等。此时手术应立即停止，做好必要的检查，最好入院观察确诊和治疗。如果是小的穿孔，如探针穿孔，用抗生素和宫缩剂治疗观察数日即可愈合好转。经上述治疗如不见好转，又出现腹痛、伴压痛、反跳痛及腹肌紧张，就应想到有内出血或脏器损伤的可能，此时应找出病灶加以清理和手术治疗，以确保受术者的健康与安全。

（5）畸形子宫合并妊娠：孕妇做完人工流产术后仍有早孕反应，而且自己能触到腹部有包块，且渐渐增大，应去医院。如果尿妊娠试验阳性，B超证实确有胎儿、胎心，往往是因为孕妇有子宫畸形，如双子宫、纵隔子宫，术中只吸一侧宫腔，而在另一侧宫腔中的胎儿得以继续生长发育，此时应住院，再行另一侧宫腔的人工流产术。

（6）空吸：空吸一般是因为误诊为妊娠，或妊娠试验假阳性而施术的；也有可能为宫外孕。吸出的组织经病理检查未见到胚胎组织成分，应再做尿妊娠试验，如为阳性，还应做 B 超检查，如发现妊娠囊在子宫以外，还见到了胎芽和胎心，那就是宫外孕了，应马上住院观察与治疗。早期宫外孕可用中药和化学药物治疗，使胚胎被杀死，然后待身体慢慢吸收其组织；或是一旦出现腹痛并确诊为宫外孕，就应马上手术，以减少内出血和确保受术者的安全。

（7）人工流产术后感染：术后感染是在术后 1～7 天以内，出现发热，腹痛，分泌物增多及带臭味等，这是由于细菌感染所致。致病菌的种类很多，主要是厌氧链球菌、溶血性链球菌、葡萄球菌、大肠杆菌等，多数患者为几种细菌的混合感染。细菌来源主要有自身感染和外来感染两种。

自身感染是指人工流产术前阴道内清洁度不好所致的感染，常见的致病菌是厌氧链球菌。它寄生于阴道内，人工流产术后由于机体内在环境改变或子宫壁的损伤，该菌便可入侵而致病。原来已经寄生在身体其它部位的细菌，也能经血液循环或经手的接触，传播到生殖道而引起感染。

外来感染是指人工流产术前、手术时或人工流产术后，细菌从外界进入阴道。如手术器械、敷料、手套等消毒不彻底时，均可能带入致病菌。细菌亦可通过空气传播给受术者。人工流产术后过早性交，个人卫生习惯差等因素亦均可使外界细菌侵入生殖道而引起感染。

细菌侵入后由于细菌毒力的强弱和机体抵抗力的不同，

疾病的轻重和发展也不同，轻者阴道局部感染；重则引起子宫内膜、盆腔结缔组织发炎，病人发热，腹痛，如不及时控制，会导致感染性休克而危及生命。

人工流产术后感染应以预防为主。术前到医院检查阴道、宫颈、盆腔是否有炎症，如有炎症及时治疗，痊愈后再施术。术前 3 日之内不能性交。手术的器具要彻底消毒。术前外阴、阴道应该用 1‰新洁尔灭消毒，宫颈用碘酒酒精消毒。术中医生要严格执行无菌操作。做到以上这些，才能避免人工流产术后感染。

115. 什么是人工流产术综合征？

人工流产术中有的患者精神紧张，在施行负压吸引术或钳刮术时，因局部组织受到强烈刺激而引起了迷走神经的兴奋，表现为患者在扩张宫颈时或吸到绒毛组织时，出现面色苍白、出冷汗、心动过缓、血压下降、头晕、呕吐、胸闷，严重者可发生昏厥，甚至抽搐。上述症状大多发生在手术将要结束时，一般在术后数分钟内就逐渐恢复。此类症状也叫做心脑综合征。为避免此综合征的出现，患者应注意避免精神紧张，不要有思想顾虑；手术医生在手术中也一定要稳、准及轻柔操作。上述症状一旦出现，应马上给予阿托品 0.5 毫克肌肉注射，症状会很快消失。如症状仍不好转，可采用针刺人中穴、吸氧或静脉给予地塞米松 5 毫克，病人很快便会好转。

116. 人工流产术后远期可能发生什么问题？应如何处理？

可能发生的问题及其处理方法如下：

（1）宫颈、宫腔粘连：通常在人工流产术后 30 天左右妇女就应行经了，也就是自手术日起经过 30 天左右月经就应恢复了。如果在 1 个月以后仍无月经，且伴下腹部阵痛、子宫举痛、宫体拒按，则应进一步做 B 超检查。如 B 超证实宫腔内有积液，即可确定这是由于宫颈、宫腔粘连所致。医生应在消毒条件下，把宫颈、宫腔粘连处分离，使经血引流出来，患者腹痛就会立即好转。否则宫腔内积血越积越多，会反流向输卵管至盆腔，极容易导致子宫内膜异位症。

（2）闭经：妇女在人工流产术后 2 个月以上无月经，经医生检查也未怀孕，这种情况就是闭经。闭经是因为手术刮得太重，子宫内膜的基底层受损伤所致。一旦发生应请医生详细检查，予以治疗，使子宫内膜损伤逐渐恢复。

（3）子宫内膜异位症：少数患者在人工流产术后每次月经来潮时，都感到下腹部疼痛，而且逐渐加重，性生活时更加明显，甚至惧怕。这是因为人工流产术时负压较大，使一部分子宫内膜组织逆流入腹腔；或由于宫颈、宫腔粘连，产生经血逆流所致。出现上述症状后应到医院请医生做妇科检查，如发现阴道穹窿部位有紫蓝色结节，并有触痛，就可以确诊为本症。如无上述体征出现，应做 B 超和腹腔镜检查，以明确诊断。通过服药、腹腔镜电灼或开腹手术治疗，患者可尽快恢复健康。

（4）人工流产术后月经失调：有些患者在人工流产术后 3～6 个月时出现月经量增多，周期缩短或延长，经期持续时间长，一般不必治疗，可待其自然恢复。如不恢复，可请医生按一般功能性子宫出血治疗，即可好转。

（5）流产率和早产率增加：多次人工流产术后，因想生孩子而怀孕，却出现了阴道流血、腹痛，甚至胎儿停育或早产等情况。这是因为多次手术给子宫内膜带来创伤,使子宫内的胎儿得不到充足的营养而停止发育,即使妊娠月份大了,因胎盘形成不佳,也易出现早产征兆。因此,育龄夫妇应采取安全可靠的避孕措施,决不能以人工流产术作为避孕的方法。

(6)产后出血多:多次人工流产术后会引起产后出血多。这是因为子宫内膜受到损伤而造成胎盘粘连,医生需要用手进行分离,使粘连部位的血管开放,故而导致产后出血多,因此,凡属徒手取胎盘者,术后应给予抗生素及宫缩剂治疗,以防止感染和出血。

117. 什么是高危人工流产术?

高危人工流产术是指受术的孕妇患有某些疾病或子宫畸形,或近期曾接受人工流产术等,给此次手术带来困难,甚至出现意外损伤等。因此,凡属高危人工流产术的孕妇应住院施术,必要时应请有关专科医生会诊并协助处理,以保安全。此外,还应加强避孕,这是防止施行高危人工流产术的最根本及最重要的措施。

118. 高危人工流产术的危险性在哪里?

高危人工流产术的受术者及其危险性如下:

(1)年龄≤20岁或≥50岁者:凡是在此年龄段妊娠而要求终止者,均应住院并请有经验的医生进行手术。因为≤20岁的女孩子其生殖道尚未发育成熟,需做术前准备,如放入宫颈扩张棒,使宫颈扩张,否则会导致子宫损伤。年龄在50或50岁以上的孕妇,由于已进入更年期,生殖道的弹性减弱及宫颈变硬,不利于手术操作,也应住院,在术前放入宫颈扩张棒，否则将会引起生殖道的损伤。

（2）半年内有终止妊娠或1年内有2次人工流产史者：此时子宫尚未完全恢复，再怀孕后子宫较软，易发生子宫损伤。

（3）剖宫产术后或产后1年之内哺乳者：剖宫产术后的子宫壁上有瘢痕，在1年之内子宫壁尚未充分愈合，加上怀孕后子宫壁较薄，手术时极易从瘢痕部位穿孔。为预防穿孔，术前孕妇应到医院向医生讲清楚什么时间做的剖宫产；什么手术方式，如古典式、子宫下段或腹膜外剖宫产；术后有无发热、切口有无感染等，使医生心中有数，便于采取必要的手术措施，使手术安全进行。

在产后1年内哺乳的妇女怀孕，其子宫壁比较薄、软，在进行人工流产术时，也很容易穿孔。

（4）生殖道畸形或有盆腔肿物者：生殖道畸形合并妊娠的发病率虽然仅为0.14%左右，但对手术操作也不利。如患者术前知道自己患有生殖道畸形，应主动告诉医生。医生更应仔细检查，以明确生殖道畸形的种类，如双子宫、双角子宫、纵隔子宫、阴道纵隔等，从而采取相应措施。如对双子宫者，医生应做两个宫腔的吸引术，以免术后患者发生阴道出血。

临床多见子宫肌瘤合并妊娠。由于子宫肌瘤常使宫腔变形、变大，子宫颈肌瘤更会造成手术困难，对此医生应谨慎小心施术，必要时在B超下施术，才能保证孕妇的安全。

（5）子宫位置高度倾屈或暴露宫颈困难者：会给手术带来困难，应住院请有经验的医生施术。术前放入宫颈扩张棒；术时采用静脉麻醉或予以止痛药，如在B超下施术则更为安全。

（6）既往妊娠有胎盘粘连及大出血者：此次手术时仍可

因胎盘组织与宫壁粘连而致大出血，因此，术前应验好血型及配好血，一旦大出血，立即输血和予以宫缩剂治疗，以保安全。

（7）有子宫穿孔史或阴道宫颈穿破史者：此次手术时，在原来穿孔部位可能再次发生穿孔。因此，术前应做好一切准备，如必要时采用适当的麻醉方式，或放入宫颈扩张棒等，以保证手术的安全进行。

（8）脊柱、下肢、盆腔病变不能采取膀胱截石卧位者：将给手术操作带来很大困难，还容易使手术做得不彻底或带来副损伤。必要时可采用全麻，以便纠正体位，并应由有经验的医生操作，以防发生意外。

（9）并发内科严重器质性疾病或有出血性疾病史者：应住院施术，必要时请有关科室会诊，使受术者得到妥善处理。

119. 人工流产术后应该怎样避孕？

由于计划生育科学知识的普及，育龄夫妇知道人工流产术后的许多弊病，尤其是曾做过手术的妇女，一旦提到人工流产术时就会不寒而栗，避孕是她们的迫切需要。那么人工流产术后应该怎样避孕呢？

（1）在做人工流产术的同时放入宫内节育器：如果孕期在 7 周以内，人工流产术后子宫收缩比较好，宫腔在 8 厘米左右，就可以紧接着放入 1 枚宫内节育器，这样可以减少再一次放环手术的痛苦。

（2）服用女用避孕药：人工流产术后恢复月经者应及时请医生帮助选择避孕方法。经医生全面检查及化验合格后可服用女用口服避孕药，但是年龄最好在 35 岁以下。也可以采用长效避孕针、皮下埋植、阴道环等方法避孕。

（3）其它：月经规律者可采用安全期和外用工具避孕等。

120. 什么是钳刮术？有哪些适应证和禁忌证？

钳刮术是指在妊娠 11～14 周之间终止妊娠所采用的手术方式。因胎儿较大需要住院施术。

适应证

（1）因避孕措施失败而怀孕，要求终止妊娠而无禁忌证者。

（2）有不良孕产史，不符合优生者。

（3）因患各种疾病不利于妊娠者。

禁忌证

（1）各种疾病的急性发作期。

（2）急性生殖道炎症，如滴虫性阴道炎、霉菌性阴道炎、脓性白带等。

（3）妊娠剧吐尚未治愈者。

（4）术前体温两次在 37.5℃以上者。

（5）术前 3 日内有性生活史者。

121. 钳刮术中、术后有哪些并发症？怎样预防？

钳刮术是人工流产术中较大的一种手术，一般适用于妊娠 11～14 周，必须住院施行。此时胎儿已较大，手术操作也较为繁杂。如术前需放入宫颈扩张棒，或放入宫腔内无菌导尿管等；又因为此时胎囊内的羊水已形成，且含量较多，而在钳取胎儿时，胎儿的骨骼易损伤宫颈管，羊水会顺宫颈管内的血管进入体循环，而出现羊水栓塞。这是一种严重的并发症，患者主要表现为颜面青紫、心跳快、血压下降、出冷汗，甚至危及生命。为了预防此并发症的发生，应尽可能避免施行钳刮术，故应强调以避孕为主。避孕一旦失败，宜尽早行药物流产或人工流产手术，因为它们对孕妇的创伤及不良后果，毕竟比钳刮术要小得多。钳刮术的其它近期或远期并发症与人工流产术相同。

122. 钳刮术后应注意些什么？怎样避孕？

钳刮术后应注意休息，加强营养，服用抗生素，采用止血和宫缩药物。如有乳汁分泌，应该退乳，如口服焦麦芽50克代茶饮；乳汁量较多时，可以给予乙蒎酚4毫克每日2次肌肉注射或外用芒硝等。

钳刮术后应采取避孕措施，避免再次做人工流产术或钳刮术。已有一个孩子的夫妇应采用以下长效安全的避孕方法：

（1）宫内节育器，是一种长效、安全、可逆的避孕方法。

（2）各种长效、短效口服避孕药或避孕针以及阴道环等，宜在医生指导下使用。

（3）皮下埋植避孕法，一次使用可避孕5年。

（4）孩子长大后可采用永久性避孕方法，如男、女性绝育术。

123. 什么是中期妊娠引产？有哪些适应证和禁忌证？

中期妊娠引产是在妊娠16～24周采用药物或水囊等方法，将胎儿及其附属物排出体外，使妊娠终止的一种方法。它比钳刮术的操作更为复杂，危险性更大。其适应证及禁忌证如下：

适应证

凡是在妊娠16～24周，要求终止妊娠而无禁忌证者，可以施行此术。

禁忌证

（1）各种疾病的急性期。

（2）患心、肝、肾等疾病不能负担手术者。

（3）凝血机能障碍、严重贫血或过敏体质者。

（4）子宫发育畸形、宫颈有瘢痕或粘连，阴道分娩有困难者。

（5）生殖器急性炎症，24 小时内体温 37.5℃以上者。

124. 中期妊娠引产的方法有哪几种？

中期妊娠引产的方法主要有两大类，一大类为水囊加催产素的引产方法；另一大类为药物引产，如利凡诺尔引产、天花粉引产、高渗盐水置换、芫花蜡膜引产、甘遂引产、前列腺素引产、稀释的酒精引产等。就目前各种中期妊娠引产方法来看，根据国内现实条件，结合考虑方法简便，流产时间较短，用药量少，效果好，副作用轻，并发症少，药源广以及经济等因素，我国常用的是水囊加催产素引产和利凡诺尔引产，分别介绍如下：

（1）水囊引产：适合于妊娠 16～24 周要求终止妊娠者，但如子宫有瘢痕，有生殖器官炎症，心、肝、肾疾病处于急性阶段，妊娠期反复阴道出血者均不适宜。

凡是要求水囊引产者，均应经门诊检查合格后收入院。放水囊之前，要求阴道清洁度合格（1 度），可先冲洗阴道 3 天。放入水囊时一定要无菌操作。水囊是用双层避孕套制成，先煮沸消毒，然后放入宫腔内。根据怀孕的月份大小，医生掌握向囊内注入无菌生理盐水的量。注入后将水囊末端用丝线扎紧，外面包纱布 1 块，置于阴道内。次日取出水囊及纱布，同时静脉点滴小量的催产素，以刺激子宫收缩。此时应有专人（医生或护士）详细观察血压、脉搏及子宫收缩、腹痛等引产情况及其它特殊情况。如发现子宫收缩过强、宫颈口不开，应及时处理。待宫颈口开大，胎儿、胎盘娩出后，详查产道有无裂伤，如有要立即缝合；核对胎盘、胎膜完整否，如不完整，应立即行清宫术。然后给以抗生素、宫缩剂以及退乳药物。所以水囊引产必须住院施行。

（2）利凡诺尔引产：采用此种方法引产的孕妇都要经过门诊检查合格后收入院。引产前要求先做利凡诺尔过敏试验。采用 1：5000 利凡诺尔 5～10 毫升，装入滴眼瓶内，滴入眼内 2 滴，20 分钟后观察结果；也可用 1：4000 利凡诺尔 0.1毫升做皮内试验。如有眼结合膜或鼻粘膜充血、水肿、鼻塞、心慌、偏头痛、皮疹等，均为对利凡诺尔过敏，不能采用此种方法引产；如阴性则可施行。此外，引产前孕妇要清洁皮肤、剃毛、排空小便。皮肤消毒后，将无菌的利凡诺尔药液100 毫升，通过下腹部注入羊膜腔内，刺激子宫收缩，使子宫由不规律收缩转为规律收缩，宫颈口慢慢开大，将胎儿引出来。这是一种成功率较高、安全可靠的引产方法。此法的缺点是有少数孕妇在引产时发热，一般不超过 38℃，但经抗生素治疗，很快可以降至正常；另一缺点是蜕膜残留，以致大部分孕妇引产术后需做清宫术。

125. 中期妊娠引产有哪些并发症？什么原因？怎样预防？

中期妊娠引产的方法比较多，但因孕周较长，胎儿较大，在引产中及引产后易出现以下并发症：

（1）引产后出血：胎儿娩出后出血量达 400 毫升以上，称之为中期引产后出血。如果短时间内大量出血，病人会发生休克而危及生命。出血的原因：①分娩后子宫收缩无力，这是引产后出血最常见的原因。正常情况下，胎儿娩出后，胎盘很快就会分离，随即排出，子宫壁上的血管由于子宫收缩，随即闭合，血流就会逐渐停止。但由于某些原因，如原有子宫肌瘤、子宫发育不良等，均会引起子宫收缩不良而发生产后出血。此时应在医生指导下强力按摩子宫底部或双手压迫子宫，使子宫收缩；必要时在无菌情况下，清除宫腔内的凝血块及应用子宫收缩药物，如催产素或麦角；如出血仍不止，即用浸有乙醚的纱布填塞阴道下 1/3 部位止血。②由于胎盘问题而引起的出血，胎儿未娩出前的出血，可能为前置胎盘或部分前置；或胎盘部分早期剥离引起。胎儿娩出后胎盘剥离不全，即一部分与子宫壁分离，其它部分尚未剥离，或虽大部分排出，仍有一小部分未排出而滞留在子宫腔内，都可以影响子宫的收缩，造成出血。有时部分胎盘与子宫壁粘连，不能自然分离，而从其它剥离的部分出血，这种出血量较多。出现上述情况，应立即行钳刮术，或徒手取胎盘，然后再行刮宫术，血可立刻止住。术后予以宫缩剂及用抗生素预防感染。③凝血功能障碍，如孕妇患出血性疾病、重症病毒性肝炎等均可引起出血，应入有条件的医院，必要时请有关科室会诊，共同治疗，以防止产后出血。

（2）产道损伤：在引产过程中由于宫缩较强，宫颈口小及弹性差，往往易出现产道损伤，如后穹窿、宫颈口裂伤及阴道裂伤等。此时应清楚暴露裂伤部位，立即缝合，可以达到止血的目的。

还有另一种严重的损伤即子宫破裂。其原因是引产前未明确胎位或胎儿畸形，如脑积水、联体胎等，使分娩中胎儿下降受阻，但又不能从阴道娩出，最后导致子宫破裂，裂口多在子宫下段，因此处扩张后最薄；此外，如曾有人工流产术穿孔史，人工流产次数太多等，子宫壁上面有陈旧瘢痕，再次分娩时，由于强烈的子宫收缩，也容易发生子宫破裂；在引产时滥用催产素，由于剂量过大，造成子宫强烈收缩，使子宫颈口不能扩张开大，也可能发生子宫破裂。上述各种原因造成的子宫破裂，几乎都是可以预防的。如做好避孕工作，避免多次人工流产术；引产前做好各项检查，发现胎位不正、胎儿异常，立即予以纠正；引产中严密观察产程，严格掌握催产素的使用指征及剂量，一旦发现胎儿异常（如联体胎等）并怀疑有子宫破裂时，应立即施行小剖宫手术，而决不能从阴道分娩。采取以上这些措施，均可避免子宫破裂的发生。

（3）羊水栓塞：这是在钳刮术及中期引产中比较凶险的一种并发症。引产中由于宫颈管逐渐展开，宫口开大，部分血管开放，强而有力的子宫收缩使宫腔内压力增高，胎膜破裂，于是部分或大部分羊水涌入血管内。此时患者有呼吸困难、咳嗽、颜面青紫、烦躁不安、寒战、呕吐、出冷汗、胸闷，甚至抽搐等。检查时血压下降，脉搏增快，肺部有啰音。如不及时抢救，就会发生阴道大出血，血液不凝固，少尿以至无尿，进而危及生命。

为了预防及抢救这一可怕的并发症，应做到：①做好避孕工作。如发生计划外妊娠，应早期作人工流产手术。②如妊娠月份大而需要引产，应住院进行。③引产时防止强烈的子宫收缩，如放慢催产素的滴速；予以阿托品或度冷丁以解痉挛和止痛。④吸氧。⑤予以抗脱敏的药物如地塞米松。⑥防治心力衰竭。⑦防治肾功能衰竭。⑧纠正酸中毒。⑨对症处理。⑩应用抗生素以预防感染。⑪尽快清除宫内容物，以防止羊水在每次宫缩时再继续进入母体循环。

（4）感染：在引产过程中或引产2周之内，产妇发热，体温高达38℃以上，伴寒战，尤其在引产后持续高热24小时以上不降，即为并发感染。并发感染时，患者尚可有持续性下腹部疼痛，阴道流脓性或脓血性分泌物，有臭味，严重者可出现血压下降、脉搏细速、腹部拒按并有压痛及反跳痛。

引起感染的原因通常是腹部皮肤未清洗干净；患者隐瞒私自坠胎史；医院无菌操作不严；引产后胎盘残留在宫腔内时间较长等。因此，孕妇在引产前一定要禁房事1周，洗澡，尤其是下腹部及阴部更应清洗干净；引产时医生应严格执行无菌操作；引产后如有阴道出血、发热，应查明原因，清除宫腔内的残留组织以止血及避免感染源的存在。患者一旦出现发热，要做细菌培养，并予以大剂量的抗生素以控制感染。还应避免盆腔炎、腹膜炎或败血症等严重并发症的发生。

126. 小剖宫取胎术在什么情况下施行？应注意些什么？

孕妇在妊娠16～24周以内，因某些疾病，如生殖道畸形、严重的宫颈粘连、胎儿畸形等，要求终止妊娠，而采用各种中期引产方法都不成功者；或已有1个孩子的孕妇要求永久性避孕，在做小剖宫取胎术的同时行绝育术者。

如孕妇处于疾病的急性期，或有重度的心力衰竭、肾功能衰竭，身体承受不了这种手术，需待病情好转后才能施行。

凡需做小剖宫取胎术者，经医院门诊查体合格后，应一律住院施术。术前孕妇要洗澡，尤其应洗净下腹及阴部；剃除下腹部的毛，以免切口感染；放入导尿管，把膀胱内的尿导出，以避免术中损伤膀胱。通常是在局麻或连续硬膜外麻醉下，按无菌操作进行手术。一般采用下腹部纵行或横切口，按层切开腹壁，然后将子宫切一小口，先放尽羊水，避免羊水栓塞，然后将胎儿、胎盘及附属物取出来，逐层缝合子宫。缝合时应注意缝线不应穿过子宫内膜层，以免发生子宫内膜异位症。缝合子宫后，再做输卵管绝育术，然后关闭腹腔。

产妇术后应采用抗生素预防感染，需住院观察1周，待拆线后伤口愈合方可出院。出院后应定期到医院随访，使医生得以了解术后身体恢复及其它情况，以便及时妥善处理。

127. 中期妊娠终止后应该怎样退奶？

中期妊娠终止后，因为孕周较长，胎儿较大，胎儿娩出后不久体内的泌乳素就开始分泌，于是乳房胀痛，并且有乳汁流出，所以应该退奶。

退奶的方法如下：

(1) 在饮食方面要注意少喝汤，少吃油腻和流质食物。

(2) 用药物退奶，可采用乙芪酚，每次4毫克（2毫克1次，共2支），每日2次，肌肉注射，连用3日。也可以口服乙烯雌酚，但容易出现恶心、呕吐等副作用。

(3) 中药焦麦芽50克，泡水喝。

(4) 乳汁量多时可外用芒硝（皮硝）。方法是先做与乳房大小相同的2个纱布口袋，向袋内装入芒硝，铺匀，洒上少量的温水，使之稍与口袋粘合在一起，再罩在乳房上，外面戴上胸罩。如乳汁分泌较多，口袋干硬时，把芒硝从口袋里倒出来，换2个新口袋重新装入。换下的口袋洗净晾干备用，直到乳汁停止分泌，然后停止使用。

(5) 针灸疗法也可以退奶。穴位采用光明穴（外踝直上5寸，腓骨前缘），足临泣穴（第4、5跖关节后5分），进针1寸深，中等刺激，留针15分钟。

(6)如果乳汁淤积成块，可用冰袋冷敷，既可以止痛，又可以消散硬块。

128. 中期妊娠终止后应该采用哪些方法避孕？

可采用以下方法避孕：

（1）放置宫内节育器（避孕环），这是一种长效、安全、可逆的避孕方法。

（2）可采用男用、女用避孕药，如女用长效口服避孕药、短效口服避孕药、长效避孕针。还可采用皮下埋植及阴道环等。但在使用前必须经医生全面身体检查合格后方可使用。

（3）如已有孩子，可采用永久性避孕方法，即施行男、女性绝育术。

129. 什么是避孕疫苗？

避孕疫苗是一种具有科学性、长期性及可逆性的避孕方法。目前世界各国都在从事这方面的研究工作。其基本原理是通过提取一种抗原成分制成疫苗，给予受试对象产生相应的免疫反应，从而阻止受孕。此法目前只处于实验和研究阶段，尚未进入临床试验。

130. 避孕疫苗有几种？为什么有避孕作用？

（1）抗精子疫苗：抗精子抗原的自动免疫，经研究发现，它与人类自然不孕有关系，而且这种不孕还可以用免疫疗法使其怀孕。目前精子抗原的提纯正处于研究阶段。

（2）抗透明带疫苗：透明带是卵细胞的最外一层，由卵细胞合成和分泌形成的。精子必须穿过透明带才能与卵细胞结合，否则就不能怀孕。采用抗透明带疫苗后，能使透明带表面形成一种阻止精子进入的屏障，从而达到避孕的目的。

（3）抗人类绒毛膜促性腺激素（HCG）疫苗：这种疫苗是使黄体退化，孕酮下降，使胚胎在植入子宫内膜后，不能生长发育，从而得以终止妊娠并恢复月经。

金盾版图书,科学实用,
通俗易懂,物美价廉,欢迎选购

临床烧伤外科学　　99.00元

新编诊疗常规(修订版·
　精装)　　88.00元

乡村医生手册(修订版·
　精装)　　48.00元

乡村医生手册(修订版·
　平装)　　41.00元

新编心血管内科诊疗
　手册(精装)　　36.00元

性病防治图解手册　　13.50元

新编常用药物手册
　(第三版·精装)　　37.00元

中华名医方剂大全
　(精装)　　59.50元

临床实用中药辞典
　(精装)　　88.00元

新编实习医师手册
　(精装)　　59.00元

新编心血管疾病鉴别
　诊断学(精装)　　79.00元

乡村医生急症救治手
　册(精装)　　38.00元

常见眼病诊断图谱
　(精装)　　58.00元

临床皮肤病性病彩色
　图谱(精装)　　130.00元

急诊抢救手册(修订版·
　精装)　　27.00元

内科急诊救治速查手册　　7.00元

消化系统疾病诊断及
　治疗(精装)　　39.00元

新编妇产科临床手册
　(精装)　　32.00元

临床药物手册(修订版·
　精装)　　58.00元

新编常用药物手册
　(第三版·平装)　　32.00元

新编简明药物手册　　21.00元

常用进口药物手册　　21.00元

药物治疗处方手册
　(精装)　　35.00元

护士手册(精装)　　28.00元

常见病前兆早知道　　32.50元

癌的早期信号防治与
　逆转　　11.00元

疲劳综合征预防50招　　8.00元

内科常见病食物药物
　相宜相克　　13.00元

冠心病高血压脑血管
　病科学用药问答　　13.00元

心肌梗死防治470问
　(修订版)　　22.00元

肝炎的诊断及防治　　　　17.00 元

农民小伤小病自我防治

　　手册　　　　　　　　8.00 元

高血压防治(修订版)　　9.50 元

高血压病早防早治　　　7.50 元

高血压中西医防治　　　13.00 元

高血压病自然疗法　　　9.00 元

高血压病患者饮食

　　调养　　　　　　　4.50 元

血压异常的危害及其

　　防治　　　　　　　9.50 元

冠心病用药方法及不

　　良反应处理　　　　15.00 元

冠心病防治 320 问

　　(第二版)　　　　　8.50 元

冠心病早防早治　　　　12.00 元

中老年冠心病防治　　　6.00 元

动脉粥样硬化防治　　　6.50 元

心绞痛自我防治　　　　6.00 元

心脏病患者饮食调养　　6.50 元

心脏养护与心脏病防治　15.00 元

心律失常防治 150 问　　7.00 元

心肌梗死自我防治　　　5.50 元

如何预防再次心肌梗死　15.00 元

风湿性心脏病防治 200 问　6.00 元

中老年人心血管急症的

　　防治　　　　　　　8.50 元

老年心脏病防治与康复　6.50 元

心血管病防治用药知识

　　160 问　　　　　　7.00 元

心脑血管疾病用药知识　　9.50 元

常见心血管疾病家庭康复　5.50 元

常见心脑血管病的早期

　　信号与预防　　　　6.00 元

老年常见病先兆及预防　28.00 元

心脑血管病的自我预防

　　与康复　　　　　　6.50 元

心脑血管疾病饮食调养

　　(另有 VCD)　　　　7.50 元

脑血管病防治 200 问

　　(第二版)　　　　　7.50 元

脑血管病自我防治　　　5.50 元

脑养护与脑血管病防治　12.00 元

脑血栓防治 200 问　　　7.50 元

脑梗死防治 260 问　　　11.00 元

脑血栓自然疗法　　　　9.00 元

脑瘤诊治 200 问　　　　6.00 元

中风防治 200 问　　　　7.00 元

中风患者家庭康复　　　6.50 元

偏瘫患者运动疗法　　　5.00 元

糖尿病防治 200 问

　　(第二版)　　　　　7.00 元

糖尿病早防早治　　　　8.00 元

糖尿病家庭康复　　　　4.50 元

实用糖尿病防治手册　　15.00 元

新编糖尿病防治指南　　15.00 元

糖尿病的胰岛素治疗　　6.50 元

糖尿病药膳　　　　　　12.00 元

糖尿病饮食调养(修订版·

　　另有 VCD)　　　　12.00 元

260 问	7.00 元	治疗	12.50 元
胃炎消化性溃疡诊治		痔疮治疗 46 法	7.00 元
评点	12.00 元	常见肛肠病防治 250 问	7.00 元
胃肠疾病自我防治	9.50 元	肛管直肠疾病诊治	12.50 元
胃溃疡防治 200 问	6.50 元	尿路结石防治 150 问	5.00 元
溃疡病自我防治	5.50 元	中老年夜尿频繁怎么办	10.00 元
慢性胃炎自我防治	5.00 元	尿路感染防治 120 问	3.50 元
慢性胃炎治疗 60 法	6.00 元	尿路感染防治	7.50 元
萎缩性胃炎防治	4.00 元	男性性功能障碍防治	
十二指肠溃疡防治 200 问	6.50 元	270 问(修订版)	18.00 元
腹泻患者饮食调养	5.00 元	肛管直肠疾病诊治	12.50 元
胃肠道疾病饮食调养		前列腺疾病防治 270 问	
144 问(修订版)	14.00 元	(修订版)	16.00 元
胃肠道疾病饮食调养		男科疑难顽症特色疗法	12.50 元
110 问(另有 VCD)	5.50 元	男科疾病中西医防治	10.00 元
胃癌防治 150 问	6.00 元	疝气防治	5.00 元
胃病用药不良反应及处理	13.00 元	常见传染病防治 320 问	8.00 元
急性腹痛诊治	6.00 元	实用传染病防治	9.50 元
便秘患者饮食调养	5.00 元	艾滋病防治 88 问	4.50 元
便秘防治 170 问	6.00 元	性传播疾病防治 100 问	4.00 元
便秘自然疗法	10.00 元	常见性病中西医防治	5.50 元
便秘中西医防治 60 法	15.00 元	性病及男科病自我防治	5.00 元
痔的防治 120 问(修订版)	6.50 元	内分泌系统常见疾病	
便血与肛门疼痛鉴别及		防治 370 问	9.00 元

　　以上图书由全国各地新华书店经销。凡向本社邮购图书或音像制品，可通过邮局汇款，在汇单"附言"栏填写所购书目，邮购图书均可享受 9 折优惠。购书 30 元(按打折后实款计算)以上的免收邮挂费，购书不足 30 元的按邮局资费标准收取 3 元挂号费，邮寄费由我社承担。邮购地址：北京市丰台区晓月中路 29 号，邮政编码：100072，联系人：金友，电话：(010)83210681、83210682、83219215、83219217(传真)。